汉竹编著·健康爱家系列

食养脾胃：

孩子爱吃饭不生病

主编　　　刘应科

编委会成员　高　嘉、黎明莉、
　　　　　　李天鑫、宋兴磊

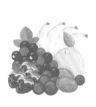
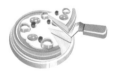
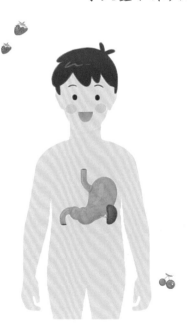

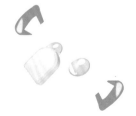

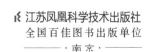

U0260632

江苏凤凰科学技术出版社
全国百佳图书出版单位
·南京·

图书在版编目（CIP）数据

食养脾胃：孩子爱吃饭不生病 / 刘应科主编 . -- 南京：江苏凤凰科
学技术出版社，2022.10（2025.06 重印）
（汉竹健康爱家系列）
ISBN 978-7-5713-2955-6

Ⅰ.①食… Ⅱ.①刘… Ⅲ.①脾胃病－食物疗法 Ⅳ.① R247.1

中国版本图书馆 CIP 数据核字 (2022) 第 087762 号

中国健康生活图书实力品牌

食养脾胃：孩子爱吃饭不生病

主　　　　编	刘应科
编　　　　著	汉竹
责 任 编 辑	刘玉锋　黄翠香
特 邀 编 辑	李佳昕　李晓雪　张　欢
责 任 设 计	蒋佳佳
责 任 校 对	仲　敏
责 任 监 制	刘文洋

出 版 发 行	江苏凤凰科学技术出版社
出版社地址	南京市湖南路 1 号 A 楼，邮编：210009
出版社网址	http://www.pspress.cn
印　　　　刷	合肥精艺印刷有限公司

开　　　　本	720 mm × 868 mm　1/12
印　　　　张	15
字　　　　数	300 000
版　　　　次	2022 年 10 月第 1 版
印　　　　次	2025 年 6 月第 5 次印刷

标 准 书 号	ISBN 978-7-5713-2955-6
定　　　　价	39.80 元

图书印装如有质量问题，可随时向我社印务部调换。

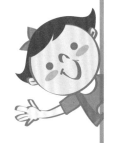

编辑导读

《景岳全书·杂证谟·脾胃》中说:"凡欲察病者,必须先察胃气;凡欲治病者,必须常顾胃气。胃气无损,诸可无虑。"故称脾胃为"后天之本"。儿童的脾胃尚在发育中,爸爸妈妈一定要重视对孩子脾胃的保护,只有脾胃好,孩子才能吃饭香,不挑食、不厌食,进而茁壮成长。

孩子的吃饭问题一直都是家长十分关心的,吃多了怕积食生病,不爱吃饭又担心营养跟不上,影响孩子的生长发育。实际上,这些问题多数是由脾胃引起的。本书将根据不同原因引发的脾胃问题以及表现出的不同症状,对症进行食疗调节。除此之外,本书还辅以特效穴位按摩、健身强体运动,让调理脾胃、缓解症状事半功倍。

本书首先让爸爸妈妈了解孩子的脾胃、对脾和胃有益的各种食材,其次针对不同症状给出食疗方与按摩方法,最后有针对性地介绍适合不同类型脾胃虚弱孩子的养脾胃中药方,条理清晰,一目了然。本书介绍的方法易懂、好操作,是父母调理孩子脾胃的好帮手。爸爸妈妈通过本书,能够学习到如何应对孩子出现的各种消化不良症状,如积食、拉肚子、便秘等,让自己不慌乱、有对策。

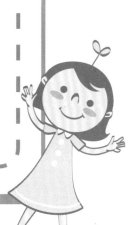

伤脾胃食物

碳酸饮料

很多孩子喜欢喝碳酸饮料，但此类饮料中含有大量的二氧化碳，这会刺激孩子的胃黏膜，减少胃酸分泌，影响胃蠕动，进而影响肠胃的正常消化功能。倘若孩子饮用了过多的碳酸饮料，很容易导致腹痛、腹胀与急性胃炎等不适。

高糖食物

食用过多高糖食物不利于脾胃的运化，而且容易导致胃胀气。有痰湿的孩子如果吃太多甜食会加重胃胀气，这对祛除痰湿也是不利的。痰多、脸色暗黄、舌苔厚腻、饭后易疲劳的孩子，应当少吃糖果、甜味蛋糕等高糖食物。

剩饭剩菜

未妥善保存的剩饭剩菜容易滋生大量细菌，孩子食用之后易导致腹泻、腹痛。另外，剩饭不容易被脾胃消化吸收，长期食用很有可能导致胃病。孩子的胃很娇嫩，最好不要吃剩饭剩菜。

浓茶和咖啡

通常孩子很少喝浓茶或者咖啡，但也有少部分孩子在爸妈的影响下喜欢喝。它们会刺激胃分泌过多胃液，如果空腹喝，易引起胃壁糜烂，诱发胃溃疡。另外，浓茶还会影响食物的消化吸收，易导致便秘，所以最好不要给孩子喝。

凉性水果

柚子、梨、香蕉、西瓜等水果，性寒凉，孩子如果吃多了易导致胃肠功能紊乱，进而引发消化不良、腹泻等病症。因此，患有慢性胃肠炎、脾胃虚寒的孩子最好少吃这些凉性水果。实热体质的孩子可以适当吃一些，但是切忌过量。

油炸食物

油炸食物油脂含量多、热量高，很难消化，会加重脾胃负担，吃多了还会出现腹泻、反胃等症状。需要注意的是，除了要少吃油条、油饼、炸薯条等油炸食物之外，在烹制其他饭菜时最好也不要加太多油。

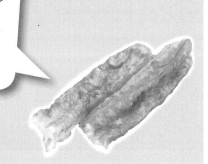

辛辣食物

脾胃健康的孩子适当吃些辛辣食物能够促进胃部血液循环，驱寒祛湿。但如果大量进食辛辣食物，就会导致胃黏膜充血、水肿，进而引发胃炎。倘若孩子本身就有脾胃疾病，再大量吃辛辣食物，就会加重病情。因此，芥末、胡椒、辣椒，以及葱、姜、蒜等辛辣食物不宜让有脾胃疾病的孩子多吃。

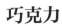

巧克力

大多数孩子都比较喜欢吃巧克力，但巧克力含有大量的可可碱、多元醇、脂肪。可可碱会让孩子的食管括约肌松弛，容易引发胃食管反流；多元醇会刺激孩子的胃黏膜，引起胃痉挛等病症；脂肪过多则会影响孩子的消化，因此尽量让孩子少吃巧克力。

冷饮

夏天，孩子都喜欢吃一些冷饮，但冷饮寒凉，食用后易刺激消化道黏膜，对消化功能造成不良影响。因此，有胃炎、胃溃疡、消化不良等病症的孩子最好不要吃冷饮，以防加重病症。

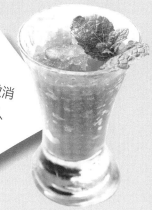

高盐食物

高盐食物会直接损害孩子的胃黏膜，使胃黏膜水肿、充血、出血、糜烂，引发胃溃疡、胃炎。常见的高盐食物有咸菜、酸菜、腌肉、咸鱼、牛肉干、咸罐头等，这些都不宜给孩子多吃。

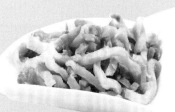

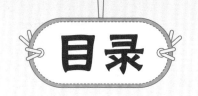

目录

第一章
脾胃好，孩子爱吃饭身体棒

脾胃 = 整个消化系统 2

脾和胃的主要功能 2

脾 2

胃 2

脾胃是如何工作的 3

脾胃不健康，"百病"都来找 3

脾胃健康，让孩子获得所需营养 3

脾胃虚弱的孩子易积食、厌食、拉肚子、便秘 4

积食 4

孩子的很多疾病都与积食有关 4

吃太多不健康食物易导致积食 4

正确按摩腹部能够解决孩子积食 5

孩子积食常见十种症状 5

厌食 6

孩子养脾胃的"好伙伴"——温性、平性食物...6

会让孩子脾胃受伤的食物——寒凉食物 6

不伤孩子脾胃的饮品——自制果汁 6

拉肚子、便秘 7

脾虚的孩子常拉肚子 7

脾虚与燥热易导致孩子便秘 7

孩子脾胃和，百病消 8

脾胃不和的含义 8

脾与胃不和 8

脾胃与其他脏腑不和 8

脾胃和外界不和 8

脾虚的含义 8

胃虚的含义 8

快速判断孩子的脾胃状态 9

看口唇 9

看鼻子 9

看眼睛 9

看耳朵 9

孩子养脾胃的饮食原则 10

乳贵有时，食贵有节 10

鱼生火，肉生痰，青菜豆腐小儿安 10

软、热、少，对脾胃好 11

细嚼慢咽养脾胃 11

进食时间最好控制在 20~30 分钟 11

孩子的每一口应咀嚼约 30 次 11

汤、粥、羹，利于消化吸收 12

西蓝花鹌鹑蛋汤·苹果雪梨银耳汤·南瓜粥 ..12

牛奶红枣粥·三丁豆腐羹·玉米鸡蛋羹 13

别让这些习惯伤害孩子的脾 14

吃过多、过好伤脾 14

睡眠不足导致脾胃不和 14

口味重的食物易刺激孩子的脾 14

父母娇惯使孩子脾虚 15

　家长过于纵容孩子 15

　单一食物突然吃多 15

　吃太多不健康的食物 15

父母的坏情绪和压力致使孩子脾虚 15

让孩子远离这些伤胃习惯.................... 16

三餐不定，饮食无规律 16

晚餐吃撑，睡前不消化 16

胃部受凉，胃肠道健康受影响 16

吃饭散漫，易使胃部疼痛 17

食物不洁，致肠胃患病 17

空腹吃水果，胃酸又胃胀 17

食物辛辣，味重易伤胃 17

第二章
用食物滋养孩子娇嫩的脾胃

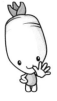

健脾 20 种食材 20

大米 20

大米止泻补脾胃 20

促进肠胃蠕动 20

健脾吃法 20

搭配食用更营养 20

香菇大米粥・黑米粥 20

薏米 21

薏米可健脾除痹 21

治疗脾胃虚弱，助排便 21

健脾吃法 21

搭配食用更营养 21

大麦薏米山楂粥・枇杷薏米粥 21

玉米 22

玉米健脾利湿、调中开胃 22

防治便秘 22

健脾吃法 22

搭配食用更营养 22

小米玉米糁粥・蛋黄玉米泥 22

荞麦 23

荞麦下气消积、除烦利湿 23

保护视力，促进脂质代谢 23

健脾吃法 23

搭配食用更营养 23

鸡丝荞麦面・荞麦小米糊 23

胡萝卜 24

胡萝卜改善厌食、积食 24

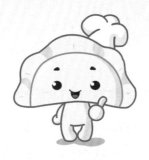

提升免疫力，促进新陈代谢 24

健脾吃法 24

搭配食用更营养 24

胡萝卜海带丝·胡萝卜小米粥 24

香菇 25

香菇补脾胃、益气 25

预防便秘效果好 25

健脾吃法 25

搭配食用更营养 25

香菇鸡肉粥·香菇娃娃菜 25

山药 26

山药健脾益肺 26

助消化，预防肥胖 26

健脾吃法 26

搭配食用更营养 26

薏米山药粥·西红柿炒山药 26

红薯 27

红薯补脾养胃 27

防肥胖的同时增强体质 27

健脾吃法 27

搭配食用更营养 27

红薯粥·花生红薯汤 27

黄豆 28

黄豆健脾补虚 28

消除腹胀，补充蛋白质 28

健脾吃法 28

搭配食用更营养 28

黄豆炖排骨·凉拌黄豆海带丝 28

扁豆 29

扁豆健脾利湿 29

适合体重超标的孩子食用 29

健脾吃法 29

搭配食用更营养 29

扁豆炒山药·猪肉焖扁豆 29

红枣 30

红枣健脾胃、助消化 30

抗过敏且滋养皮肤 30

健脾吃法 30

搭配食用更营养 30

海参红枣羊肉汤·红枣枸杞子粥 30

鸡蛋 31

鸡蛋补脾和胃 31

提升免疫力，增强记忆力 31

健脾吃法 31

搭配食用更营养 31

鸡蛋胡萝卜饼·菠菜炒鸡蛋 31

鲫鱼 32

鲫鱼健脾、利水祛湿 32

补肾与补充优质蛋白质 32

健脾吃法 32

搭配食用更营养 32

清汤鲫鱼·木耳清蒸鲫鱼 32

鳜鱼 33

鳜鱼养脾、养胃、补气血 33

防治营养不良与肥胖 33

健脾吃法 33

搭配食用更营养 33

红烧鳜鱼·玫瑰党参鳜鱼 33

羊肉 34

羊肉暖脾胃、助消化 34

祛寒好帮手 34

健脾吃法 34

搭配食用更营养 34

羊肉山药粥·胡萝卜烧羊肉 34

猪肚 35

猪肚补虚健脾胃 35

既补气又治水泻 35

健脾吃法 35

搭配食用更营养 35

笋片炒猪肚·槐花猪肚汤 35

草莓 36

草莓健脾生津 36

保护血管，辅助降糖 36

健脾吃法 36

搭配食用更营养 36

草莓蜜茶·草莓鲜果沙拉 36

香蕉 37

香蕉润肠通便、健脾 37

缓解瘙痒症，静心安神 37

健脾吃法 37

搭配食用更营养 37

香蕉豆腐卷·牛奶香蕉芝麻糊 37

陈皮 38

陈皮健脾理气 38

驱寒的同时缓解腹痛 38

健脾吃法 38

搭配食用更营养 38

陈皮胡萝卜炒瘦肉丝·陈皮姜粥 38

芡实 39

芡实补脾止泻 39

提升免疫力 39

健脾吃法 39

搭配食用更营养 39

莲子芡实粥·芡实茯苓糕 39

养胃 20 种食材 40

小米 40

小米养胃健脾 40

和胃，助睡眠 40

养胃吃法 40

搭配食用更营养 40

二米饭·炒小米饭 40

土豆 41

土豆养胃助消化 41

调节情绪，降尿酸 41

养胃吃法 41

搭配食用更营养 41

醋熘土豆丝·孜然土豆丁 41

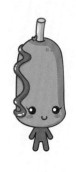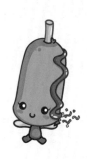

栗子 42

栗子养胃、固肠止泻 42

补肾脏，促进铁吸收 42

养胃吃法 42

搭配食用更营养 42

栗子扒白菜·栗子红薯排骨汤 42

白萝卜 43

白萝卜促进胃肠蠕动 43

满足肥胖孩子减重需求 43

养胃吃法 43

搭配食用更营养 43

白萝卜炒牛肉丝·白萝卜粥 43

银耳 44

银耳开胃清肠、养阴润燥 44

润肤且能提升孩子免疫力 44

养胃吃法 44

搭配食用更营养 44

银耳羹·银耳拌豆芽 44

圆白菜 45

圆白菜防治消化不良 45

助睡眠 45

养胃吃法 45

搭配食用更营养 45

圆白菜炒鸡蛋粉丝·圆白菜牛奶羹 45

莲藕 46

莲藕能止泻健胃 46

止血与降胆固醇 46

养胃吃法 46

搭配食用更营养 46

莲藕桃仁汤·红豆莲藕粥 46

西红柿 47

西红柿健胃消食 47

抗氧化，防便秘 47

养胃吃法 47

搭配食用更营养 47

西红柿炒菜花·凉拌西红柿 47

百合 48

百合养胃安神、清心润肺 48

提升免疫力与除燥热 48

养胃吃法 48

搭配食用更营养 48

西芹炒百合·莲子百合粥 48

豆腐 49

豆腐温中和胃、益气健脾 49

有益骨骼与牙齿，富含蛋白质 49

养胃吃法 49

搭配食用更营养 49

豆腐馅饼·紫菜虾皮豆腐汤 49

南瓜 50

南瓜保护胃黏膜 50

保护视力，排毒 50

养胃吃法 50

搭配食用更营养 50

南瓜油菜粥·南瓜蒸肉 50

荸荠 51

    荸荠消食清热 51

    抗菌效果好 51

    养胃吃法 51

    搭配食用更营养 51

    老鸭荸荠汤·荸荠炒猪肝 51

牛肉 52

    牛肉补脾胃、益气血 52

    补血且增强免疫力 52

    养胃吃法 52

    搭配食用更营养 52

    蛋黄碎牛肉粥·牛肉炒洋葱 52

鸡肉 53

    鸡肉健脾胃、益五脏 53

    提升免疫力 53

    养胃吃法 53

    搭配食用更营养 53

    松子鸡肉卷·爆炒鸡肉 53

猪肉 54

    猪肉滋阴和胃、补虚强身 54

    营养全面，补铁效果好 54

    养胃吃法 54

    搭配食用更营养 54

    猪肉软面条·杏鲍菇炒猪肉 54

牛肚 55

    牛肚保护胃黏膜 55

    养胃，预防口角炎 55

    养胃吃法 55

    搭配食用更营养 55

    小葱拌牛肚·肚丝金针菇 55

樱桃 56

    樱桃调和脾胃 56

    既补铁又能清理血管 56

    养胃吃法 56

    搭配食用更营养 56

    樱桃桂花粥·樱桃三豆羹 56

苹果 57

    苹果健脾和胃 57

    益胃生津，增强体力 57

    养胃吃法 57

    搭配食用更营养 57

    苹果汁·苹果猕猴桃沙拉 57

山楂 58

    山楂开胃消食 58

    化痰又防治痛风 58

    养胃吃法 58

    搭配食用更营养 58

    山楂炒豆芽·山楂冬瓜饼 58

姜 59

    温中散寒 59

    消炎平喘，预防感冒 59

    养胃吃法 59

    搭配食用更营养 59

    羊肉当归老姜粥·生姜葱白红糖饮 59

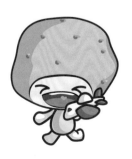

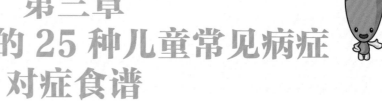

第三章
与脾胃相关的 25 种儿童常见病症 对症食谱

孩子不爱吃饭：脾胃不和...................62
对症食谱 62
山药羹·核桃红枣羹·清蒸鲈鱼......62
芹菜炒香菇·五彩玉米羹·菠菜胡萝卜蛋饼...63

孩子积食不消化：脾胃虚弱............64
对症食谱 64
白萝卜炒肉片·山楂陈皮粥·西红柿玉米羹...64
莲子山药粥·白萝卜丸子汤·山楂金银花茶...65

孩子经常腹泻：脾胃功能不调.........66
对症食谱 66
香甜糯米炒饭·焦米糊·扁豆茶 66

孩子腹胀便秘：脾胃运化不畅.........68
对症食谱 68
荞麦粥·凉拌佛手瓜·豆芽燕麦粥 68
鸡肉玉米粥·苦瓜土豆芝麻汤·芹菜炒肉丝...69

孩子口臭：肝脾不和，胃中有火...70
对症食谱 70
凉拌马齿苋·蒲公英豆腐汤·洋葱黄瓜炒鸡蛋
....70
凉拌藕片·芹菜苦瓜粥·海带豆香粥...........71

孩子口腔溃疡：脾胃虚弱，内有湿热...72
对症食谱 72
清炒大白菜·蒲公英姜汁·桑葚山药绿豆粥...72

牛奶白菜·红豆鸭肉粥·香菇油菜...........73

孩子胃不舒服：脾胃受寒...................74
对症食谱 74
山药羊肉奶汤·糯米百合粥·生姜陈皮鲫鱼汤
....74
南瓜芝麻粥·西红柿牛肉粥·玫瑰花茶...75

孩子积食发热：脾胃正气不足.........76
对症食谱 76
碎菜包·菠菜肉末粥·紫菜蛋花汤...........76
小米绿豆粥·山药牛奶燕麦粥·西瓜汁...........77

孩子咳嗽：脾虚积食.........................78
对症食谱 78
山药豆腐·红糖姜水·川贝雪梨猪肺汤...........78
百合炖雪梨·白萝卜蜂蜜水·枇杷炖莲子...79

孩子常感冒：脾肺不足.....................80
对症食谱 80
葱白生姜粥·姜汁鲜藕粥·蒜汁白糖饮...........80
土豆苹果粥·紫米甜粥·菠萝甜椒杏汁...........81

孩子患肺炎：脾肺气虚.....................82
对症食谱 82
枇杷鸡肉·胡萝卜炒鸡蛋·金针菇拌肥牛...82
山药排骨汤·枇杷百合银耳汤·豆腐皮粥...83

孩子患哮喘：脾肺不足 84
对症食谱 84
山药白萝卜粥·丝瓜燕麦粥·杏仁猪肺汤 84
南瓜红枣汤·蜂蜜鸡翅·炒油菜 85

孩子打嗝：胃气上逆 86
对症食谱 86
冬瓜绿豆汤·银鱼豆腐·玫瑰枸杞子红枣茶.86
豆腐苦瓜汤·雪梨红糖水·刀豆蜜饮 87

孩子尿床：脾肾不足 88
对症食谱 88
韭菜子面饼·焦核桃蜂蜜·山药炒四季豆 88
芒果酸奶·菠菜猪肝泥·红枣荔枝饮 89

孩子呕吐：脾胃受寒 90
对症食谱 90
柠檬生姜饮·山楂白糖饮·白扁豆炖猪肚 90
生姜牛奶·橘皮粥·姜枣汤 91

孩子肥胖：脾气湿盛 92
对症食谱 92
凉拌菠菜·杂粮粥·芹菜炒牛肉 92
秋葵拌鸡肉·黄瓜拌金针菇·胡萝卜洋葱饼...93

孩子反流性食管炎：脾胃虚弱 94
对症食谱 94
苋菜煮面条·牛奶核桃粥·菱角红糖粥 94
山药三明治·荠菜粥·土豆拌海带丝 95

孩子流鼻血：胃火、肝火、肺火旺 ...96
对症食谱 96
西米猕猴桃糖水·木耳菜鱼片汤·荷塘小炒.96
鳝丝打卤面·苦瓜炒茄子·凉拌西瓜皮 97

孩子荨麻疹：脾胃虚弱，免疫力低下 98
对症食谱 98
马齿苋蒲公英粥·黄瓜苹果玉米汤·西红柿烧茄子...98
紫苏叶拌黄瓜·牛肉南瓜条·冬瓜薏米粥.....99

孩子磨牙：胃里有热 100
对症食谱 100
鳝鱼大米粥·芝麻拌菠菜·小米燕麦粥 100
鸡肝蛋皮粥·豆腐炒鱿鱼·牛奶火龙果 101

孩子扁桃体炎：脾肺积热 102
对症食谱 102
无花果饮·蜜汁橄榄·金橘白萝卜饮 102
三鲜冬瓜汤·什锦蔬菜粥·蒲公英粥 103

孩子过敏性鼻炎：正气亏虚，卫表不固 ...104
对症食谱 104
胡萝卜排骨粥·丝瓜瘦肉汤·菊花豆腐羹 ...104
百合粥·红枣香菇汤·香煎三文鱼 105

孩子湿疹：脾胃湿热 106
对症食谱 106
薏米红豆汤·芹菜绿豆汤·冬瓜粥 106
拌苦瓜条·杏鲍菇炒西蓝花·莴苣炒山药 ...107

孩子眼睛疲劳、无神：肝脾不和 108
对症食谱 108
猪肝拌菠菜·香蕉粥·绿豆菊花茶 108
香干拌荠菜·红薯小米粥·西红柿炒鸡蛋 ...109

孩子肠鸣：脾胃虚弱，失去运化 110
对症食谱 110
白菜卷·西蓝花拌黑木耳·芹菜竹笋肉丝汤...110
青菜薏米粥·海带绿豆汤·三丝黄花羹 111

第四章
适合不同类型脾胃不适的儿童营养餐

虚弱型 **114**

虚弱型的典型症状 115

坐久了运动一下对脾胃好 116

久卧伤气,适当运动能够健脾胃 116

叩齿能够让孩子吃好喝好 116

按摩调养脾胃虚弱 117

按揉公孙穴不厌食 117

按摩中脘穴促进消化 117

适合脾胃虚弱型孩子的烹饪方式 118

煮粥 118

榨汁 118

芝麻花生粥·小米桂圆粥·萝卜汁 119

适合脾胃虚弱型孩子的食材 120

羊肚·兔肉·莲子 120

对症食谱 120

豆豉羊肚粥·羊肚炖山药·兔肉煲枸杞子 ...120

山药炖兔肉·莲子薏米粥·桂圆红枣莲子粥...121

适合脾胃虚弱型孩子的食疗方 122

玉米饭·党参枸杞子红枣汤·西洋参粥..........122

黄精粥·银耳太子参·黄精党参茶 123

鲫鱼粥·鸡肉栗子粥·蜜汁豆腐 124

山药瘦肉汤·红薯百合粥·猴头菇鸡肉汤 ...125

虚寒型 **126**

虚寒型的典型症状 127

合理锻炼提升脾胃阳气 128

用艾叶水泡脚使脾胃不寒 128

用热盐袋温熨胃脘部能暖小腹 128

敷贴、艾灸缓解脾胃虚寒 129

用白胡椒贴肚脐能止泻 129

隔姜灸气海穴全身都能暖 129

适合脾胃虚寒型孩子的烹饪方式 130

大火快炒 130

煮粥 130

煲汤 130

大葱炒鸡蛋·口蘑小米粥·羊肚莲子汤.......131

适合脾胃虚寒型孩子的食材 132

韭菜·大葱·荔枝 132

对症食谱 132

韭菜炒豆芽·韭菜粥·葱白粥 132

葱爆羊肉·红枣荔枝粥·荔枝虾仁 133

适合脾胃虚寒型孩子的食疗方 134

丁香粥·胡椒二香茶·吴茱萸粥 134

肉桂大米粥·肉豆蔻炖牛肉·砂仁粥.......135

小米蒸排骨·手抓羊肉饭·姜韭奶 136

小葱老姜汤·山药羊肉糯米粥·清蒸黄花鱼....137

湿热型 **138**

湿热型的典型症状 139

夏天做瑜伽,发汗祛湿热 140

按摩、拔罐治疗脾胃湿热 ················ 141

刮曲池穴，对胃火牙痛有效 ··········· 141

在阴陵泉穴拔罐可对付湿疹 ········· 141

适合脾胃湿热型孩子的烹饪方式 ·········· 142

榨汁 ······························· 142

煲汤 ······························· 142

炖煮 ······························· 142

萝卜梨汁·土豆牛肉汤·山药炖猪肚 ········ 143

适合脾胃湿热型孩子的食材 ············· 144

赤小豆·冬瓜·青菜 ··················· 144

对症食谱 ·························· 144

赤小豆小米粥·栗子大蒜粥·冬瓜扁豆排骨汤 ····· 144

素烧冬瓜·芹菜拌木耳·胡萝卜芹菜汁 ······· 145

适合脾胃湿热型孩子的食疗方 ··········· 146

茯苓莲子粥·莲子百合麦冬汤·清炒马齿苋 ··· 146

法半夏山药粥·芦根绿豆汤·白扁豆茯苓饮 ··· 147

奶油葵花子粥·丝瓜炒虾仁·薄荷柠檬茶 ··· 148

百合薏米汤·苋菜玉米面糊·丝瓜粥 ····· 149

气机不调型 ························ 150

气机不调型的典型症状 ················ 151

左右弯腰，能够疏通脾胃之气 ··········· 152

搓两肋是简单的疏肝健脾法 ············· 152

刺激耳朵上的反射区同样能够养脾胃 ····· 152

按摩、刮痧调气机不调型脾胃 ··········· 153

坐着按压能够健脾胃 ··············· 153

刮脾经、胃经能够调和脾胃 ········· 153

适合脾胃气机不调型孩子的烹饪方式 ····· 154

泡饮 ······························· 154

煮粥 ······························· 154

清炒 ······························· 154

陈皮山楂饮·黑豆糯米粥·清炒空心菜 ······· 155

适合脾胃气机不调型孩子的食材 ·········· 156

玫瑰花·茼蒿·茴香 ··················· 156

对症食谱 ·························· 156

玫瑰黑豆饮·玫瑰花粥·凉拌茼蒿 ········· 156

香菇扒茼蒿·茴香包子·茴香鸡蛋饼 ······· 157

适合脾胃气机不调型孩子的食疗方 ········ 158

陈皮粥·佛手百合汤·橘皮红枣饮 ········· 158

三七红枣炖乌鸡·鸡内金粥·砂仁水 ········· 159

黄花鱼炖茄子·炖香蕉·麦芽大米粥 ······· 160

五彩玉米·青皮陈皮茶·白萝卜炖羊肉 ······· 161

附录

四季养脾胃 ························· 162

春 ································· 162

夏 ································· 162

秋 ································· 163

冬 ································· 163

一天中的养脾胃时间表 ················ 164

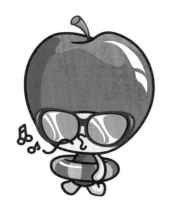

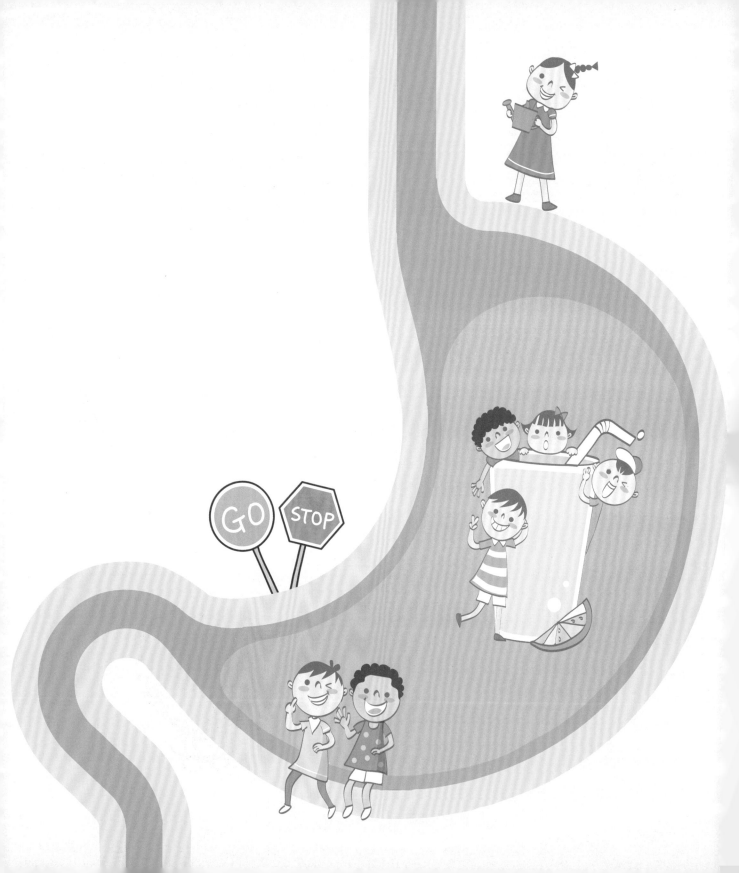

第一章

脾胃好，孩子爱吃饭身体棒

　　我们处于物质生活丰富的时代，吃的食物种类多样，为什么孩子却那么容易生病呢？中医认为，孩子的脾胃非常娇嫩，对于一些高营养的食物，孩子的脾胃还消化不了，吃多了反而会引起内分泌与免疫系统功能紊乱，从而导致孩子生病。孩子只有脾胃好，才能够胃口好，才能够少生病，才能够茁壮成长。那么有哪些不好的习惯会伤害孩子的脾胃呢？爸爸妈妈在做饭时该遵循哪些饮食原则来调养孩子的脾胃呢？本章会为爸爸妈妈揭晓答案。

脾胃 = 整个消化系统

人们普遍认为脾胃就是内脏中的脾和胃，实际上，中医所讲的脾胃指的是整个消化系统，主要包括胃、肠道等消化器官。中医认为，将食物转化成气血（维持生命的基本要素）是脾胃的主要功能与作用，如果脾胃出了问题，就会导致气血化生不足，从而导致人的生命活力下降，甚至还有缩短寿命的可能，因此，人们一定要重视脾胃健康。对正处在生长发育阶段的孩子来讲，脾胃的健康对他们有着更为广泛的影响，比如食欲、长高、睡眠、精气神等，所以爸爸妈妈一定要重视孩子的脾胃健康。

脾和胃的主要功能

虽然脾、胃在功能细分上有所不同，但是，两者都是负责获取营养的，因此，它们是密不可分的。脾和胃的一升一降，完成饮食从消化到排泄的过程。脾和胃的特性也是有所不同的，脾喜燥恶湿，胃喜润恶燥，两者相互协调，脾能够为胃受燥，胃则能够为脾受湿。脾可以输布津液滋养胃，胃也可以利用通降作用为脾祛湿，两者相辅相成，相互成就。

脾和胃是消化系统中重要的组成部分，其主要功能到底是什么很多家长并没有准确的认知，下面将简单介绍一下。

脾	胃

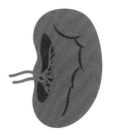

脾主要负责的是运化，也就是将消化后的食物当中的营养物质输送给全身各处，具体来讲，就是食物经过胃消化之后进入小肠，小肠甄别之后，将其中的营养物质输送给脾，再由脾输送到全身各处，为身体供给营养。

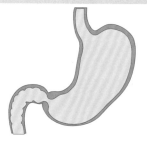

胃的主要功能有储存食物功能、消化功能、吸收功能。其中，胃通过蠕动及分泌胃酸、胃蛋白酶等对食物进行机械和化学的消化形成食糜，食糜进入小肠后，再通过小肠将对人体有益的营养物质交由脾。

脾胃是如何工作的

了解了脾胃是如何工作的，才能够做到"知己知彼"。在孩子咀嚼食物的过程当中，胃相应地会扩张，用以容纳大量的食物。当胃中有了食物之后会不断蠕动，这样既有助于分泌胃液，也能够起到搅拌与磨碎食物的效果，与此同时，还能够杀灭食物当中的一些细菌，然后食物就会被加工成食糜。食糜被推送至小肠得以进一步消化和吸收。接下来被推送至大肠，被进一步加工处理成食物残渣。最终，被排出体外。

脾胃不健康，"百病"都来找

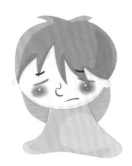

脾胃不健康是孩子最重要的致病因素，主要表现在以下三个方面。

首先，倘若脾胃虚弱，就会导致孩子的活力下降，甚至对寿命造成不良影响。其次，如果脾胃受损害，营养的吸收和输送功能会受到影响，使免疫功能降低，此时，外界各种致病因素易乘虚而入，导致孩子生病。最后，倘若脾胃升降失调，必然会对其他脏腑器官的功能造成影响，各种病症也会随之而来。

单纯由脾胃引发的消化系统疾病包括胃炎、便秘、胃下垂、腹泻等。此外，脾胃不好易感冒，且不易痊愈，治疗这类感冒时，既要治感冒，又需要养脾胃。

脾胃健康，让孩子获得所需营养

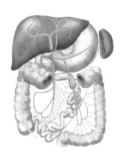

如果将人体比作行军打仗的军队，想要取得胜利，就必须做到让五脏六腑各司其职。脾胃作为整支队伍中的"粮仓"，倘若失常，其他脏器就会失去正常运行所需的物质基础和能量供应。

当然，人体的五脏六腑是相辅相成、气血相通的，不可能完全分开。虽然脾胃是运化水谷精微的枢纽，但是如果要完成饮食营养的消化吸收，合成新的气、血、精、津液的全过程，还必须依赖心、肝、肺、胆等其他脏腑器官的相互配合。

脾胃虚弱的孩子易积食、厌食、拉肚子、便秘

对于孩子，爸爸妈妈最关心的就是孩子吃饭问题。如果孩子吃饭很多，但还是很瘦；不喜欢吃饭或看到什么都不想吃；经常腹泻……这很有可能是脾胃虚弱导致的。一般来讲，面色发黄、消瘦、腹痛、呕吐、泄泻、厌食，是脾胃虚弱的主要症状。

积食

孩子生病很多都是因积食（指乳食停聚在中脘，积而不化，气滞不行所形成的一种脾胃病）导致的。《景岳全书·小儿则》中讲道："盖小儿之病，非外感风寒，则内伤饮食。"由此能够看出，积食是孩子很常见的一种病。

孩子的很多疾病都与积食有关

孩子表现出的生病症状各不相同，但深究后大多和积食有关，比如，肺炎、头疼、便秘、腹泻、咳嗽、咽炎、发热等。

首先，孩子积食容易导致腹泻，造成消化不良，影响生长发育。因为孩子积食会产生脏腑热燥，胃内过热时会影响孩子对食物的消化吸收，易产生腹泻、痢疾等。其次，积食后孩子会睡不安稳，容易躁动，倘若严重了还会又哭又闹，导致睡眠质量下降，长此以往使孩子免疫力低下。最后，当胃热走到肺部时，孩子会哮喘、咳嗽，时间长了还易得肺炎，这些是因为胃热袭肺，让肺气得不到良好的宣降导致的。

因此，如果孩子生病了，爸爸妈妈应该首先考虑是不是最近吃得太多导致的积食，如果是则需要先消积食，强脾胃。

吃太多不健康食物易导致积食

爸爸妈妈喂养不当，比如孩子喜欢吃油炸或者膨化食品，家长为满足他们就买很多；孩子喜欢吃各种零食、喝饮料，爸爸妈妈不加节制，长期纵容孩子吃、喝；孩子碰到自己喜欢吃的食物，尤其是高热量食物，一次性吃太多都会导致积食，令脾胃功能下降。积食后如果让孩子再吃别的东西，根本吃不下，这样就会导致营养摄入不均衡，影响生长发育，而且会引起饮食规律紊乱，脾胃受伤，身体正气减弱从而容易生病。

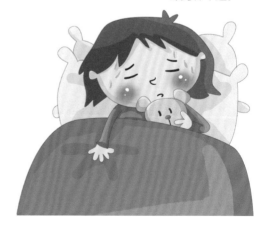

孩子吃的食物超过自身消化系统所能承受的极限，就会引起积食，导致身体不适。

正确按摩腹部能够解决孩子积食

掌握了正确的按摩手法，经常给孩子揉揉肚子，能够达到调节肝、脾、肾三脏功能的作用，让身体内的"痰、水、湿、瘀"散开，还能够促进肠道蠕动。

孩子积食常见十种症状

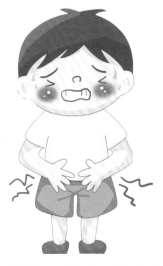

1. 口有异味。

2. 大便较臭。

3. 大便次数增加且黏腻不爽或大便干结。

4. 舌苔变厚。

5. 嘴唇长时间发红。

6. 面部容易出现发红的情况。

7. 没有食欲。

8. 夜晚睡觉不踏实或磨牙。

9. 感冒后容易咽喉肿痛。

10. 饭后肚子胀痛、腹泻。

这些症状不一定会同时出现，但对确定孩子是否有积食是有帮助的。

按摩腹部的方法

①将除拇指之外的四个手指并拢，放在孩子的肚子上。

②以肚脐为中心，轻轻揉动，先顺时针揉36下，再逆时针揉36下，顺揉为清，逆揉为补。

③连续揉10分钟。

这样按摩对保养孩子脾胃效果比较好，要点为：爸爸妈妈四指并拢，轻贴孩子腹部，按摩时要轻柔，尽量不带动孩子的皮下组织。

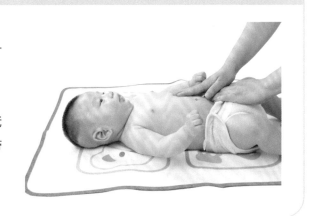

厌食

　　脾胃好的孩子食欲佳、吃饭香，消化吸收功能好，身体长得强壮，很少生病。孩子没有胃口，很有可能是脾胃不和、虚弱导致的，很多爸爸妈妈知道这个原因，但不知如何调理，只能看着孩子不吃饭干着急，下面为爸爸妈妈介绍养脾胃和伤脾胃的食物。

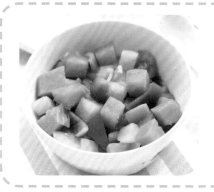

孩子养脾胃的"好伙伴"——温性、平性食物

　　脾胃是喜温畏寒的，就像自然界中的土地一样，没有足够的热量，万物是无法生长的，因此，脾胃容易受寒气侵袭，遇到寒冷刺激就会容易腹泻、腹痛。如果孩子经常感到手脚冰凉、小肚子冰冷，面色苍白，并伴随腹泻、腹痛等症状，就是较为典型的寒伤脾胃的表现，建议让孩子吃温性和平性的食物，如南瓜、香菇、牛肉、苹果、大枣等。

会让孩子脾胃受伤的食物——寒凉食物

　　孩子的脾胃功能虚弱，所以会怕寒凉的食物，此处所讲的"寒凉"除了指冰冷的食物之外，还包括食物的属性，像西瓜、香蕉等也属于寒凉食物，孩子吃多了会对消化、吸收功能造成不良影响，因此即使在暑热的夏季也要让孩子少吃。另外，一些生冷食物，如冰激凌、凉菜、冰饮等，孩子吃多了容易出现腹泻、腹痛等不适，所以也要少吃。

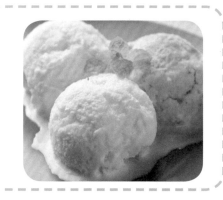

不伤孩子脾胃的饮品——自制果汁

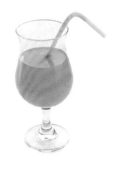

　　孩子如果脾胃虚弱，在夏天就容易受到湿气困扰。夏天，市场售卖的饮料多数为冰镇寒凉之品，孩子喝得过多就会给脾胃带来伤害。父母可以选择将偏温性的水果打成果汁，或者将水果加热后再打成汁，这种自制果汁可以降低对孩子脾胃的伤害。

拉肚子、便秘

脾虚，进食寒凉食物会导致孩子拉肚子；脾胃运化不畅则会导致孩子便秘。

脾虚的孩子常拉肚子

经常腹泻的孩子一般都面色发黄，瘦小，手脚冰凉，肌肉松、不结实，精神状态不佳。腹泻多发生在孩子吃饭之后，时轻时重，反复发作，而且缺乏明显诱因，这种腹泻通常就是由脾虚造成的。

孩子脾虚，运化不好，易导致腹泻，食物中的营养物质无法被身体充分消化吸收，而这会对孩子的生长发育造成很大影响，使孩子面色不好，身高增长慢。如果将孩子脾胃调理好，他的精神与身体均会好很多。

需要注意的是，孩子脾胃还比较娇嫩，如果常吃寒凉食物会导致脾胃虚弱，这也会引起腹泻、腹痛。

孩子腹部保暖很重要

孩子的腹部极易受凉，导致大便次数增加，所以父母要注意给孩子保暖。父母可在睡前为孩子揉揉肚脐，这样可以促进腹部的血液循环，让腹部暖起来。中医认为，肚脐部位是邪气进入人体的通道，因此一定要保护好孩子的肚脐。

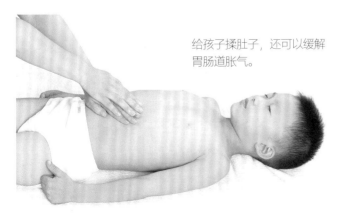

给孩子揉肚子，还可以缓解胃肠道胀气。

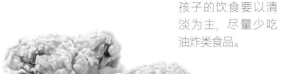

孩子的饮食要以清淡为主，尽量少吃油炸类食品。

脾虚与燥热易导致孩子便秘

脾虚的孩子，其运化功能失常，没有力气推动肠道运行，就会导致粪便在体内停留，难以正常排出体外。

在饮食越来越精细化的今天，孩子便秘的情况越来越常见。燥热导致的便秘，和饮食有着很密切的关联，比如一些孩子不爱吃蔬菜，就爱吃肉，还有一些孩子喜欢吃炸鸡、薯片等零食，这些食物会导致胃肠积热，肠热就会吸收粪便当中的水分，使粪便干结，不易排出。

另外，肺和大肠互为表里，孩子肺虚，肺失肃降同样会对大肠传导功能造成不良影响，引起便秘。

孩子便秘饮食三要点

多喝水：多喝水有助于保持肠道中的水分，软化粪便。

适当增加脂肪摄入：适当吃一些富含优质脂肪的食物，有润滑肠道的作用，也有利于排便，可食用坚果类食物，如核桃、花生、板栗等。

多吃可促进肠道蠕动、软化粪便的食物：此类食物包括富含 B 族维生素的食物，比如粗粮、豆类及豆制品；富含膳食纤维的食物，如水果、绿色蔬菜等。另外，少让孩子吃油炸烧烤、辛辣刺激的食物，也尽量不要吃膨化食品，这会引起肠燥，使便秘情况加重。

孩子脾胃和，百病消

当孩子脾胃和，脾胃不虚，五脏安和，食欲就会好，就能不偏食，也不厌食了，这样营养就会均衡，身体免疫力增强，疾病都不会找上门了。

脾胃不和的含义

脾和胃同属于消化系统，中医的观点认为，它们之间是互为表里的，即可将它们视为一个系统，它们之间是紧密联系的，当一个器官发生变化时，另一器官会同步受到影响。脾胃不和有三重含义，下面将逐一讲解。

脾与胃不和

脾胃不和，顾名思义就是脾和胃不能很好合作了，胃是管接受的，脾是帮助吸收的。倘若只能接受而不能吸收，不能运化，不能向全身输送，就是脾胃不和。比如胃强脾弱，会出现胃亢进，孩子胃口特别好，特别能吃，但就是不吸收，不能够运化，也就是说脾弱了，吃了不仅吸收不了营养还会腹泻或者吃了之后肚子越来越胀，即为典型的胃强脾弱。

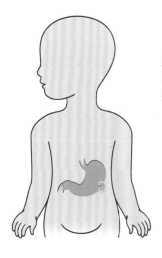

脾胃和才能将饮食的营养输送至全身，孩子才会健康。

脾胃与其他脏腑不和

脾胃不和有时也指脾胃和其他脏腑之间不协调，比如，肝气不舒、情绪不好会导致脾胃不和，严格地讲，也可以说是肝脾不和。

脾胃和外界不和

脾胃不和有时还指脾胃和外界的不和，比如，孩子突然到了一个陌生的地方，水土不服，吃了某些东西、喝了较硬的水，之后闹肚子，这也可以叫脾胃不和，而且这是脾胃和外界、和当地环境的不和。

脾虚的含义

脾虚指的是身体吸收、运化食物的功能出现问题了，这主要和孩子身体正气不足有关，其会导致身体无法吸收营养，最终导致正气不足和营养无法吸收的恶性循环。

如果孩子脾虚，爸爸妈妈一定要坚持调养，因为脾虚的恢复不是一蹴而就的，不可能今天进补明天就能好，所以一定要慢慢地、一点一点地调养。

胃虚的含义

胃虚指的是孩子受纳食物的功能出现问题，比如，孩子吃了东西立刻就会胃胀，即吃不下去了，不能够消化了。孩子有时还会呕酸水、呕吐等，这都是胃气上逆、胃虚的表现。

快速判断孩子的脾胃状态

脾胃功能和孩子的五官状况、精神面貌有着非常密切的关联，因此想要快速地了解孩子的脾胃状况，可以通过面诊初步了解一下。

看口唇

口唇的色泽与身体气血是不是充盈有关，口唇红润，实际上就是脾运化功能正常的外在表现。爸爸妈妈可通过观察孩子的嘴唇颜色来判断他的脾胃状况。

看眼睛

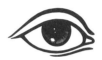

肝的好坏可以通过眼睛表现出来，眼睛功能的正常，依赖于肝血的濡养，而脾胃又是气血化生之源，脾主统血，因此，能够从眼睛看出脾胃的状态。如果孩子视物模糊、眼睛红肿、眼睑下垂，与此同时，还伴有舌淡、大便稀薄、食欲不佳等症状，很可能是脾气不足。

看鼻子

胃经起于鼻，所以脾胃的经脉和鼻窍是相连的。食物如果蕴积滞留在胃里，时间长了就会导致胃热，以及脾的运化功能受损，致脾气不足、不能够固摄血液或者肺热上冲，表现在鼻子上的症状就是鼻出血、鼻腔干燥、嗅觉失灵等一系列变化。

看耳朵

肾的优劣可以通过耳朵表现出来，肾被称为人的先天之本，但是肾也离不开后天之本——脾胃的滋养。倘若脾胃虚弱，气血化生乏源，肾精必亏，耳窍失养，孩子就会出现耳鸣、听力下降等症状。

孩子养脾胃的饮食原则

日常生活中，孩子良好的饮食习惯有助于脾胃的健康。除此之外，爸爸妈妈还要注意烹调食物的方式，要以蒸、煮、炖为主，减少炒、煎、炸，以免孩子吃多了上火。

乳贵有时，食贵有节

孩子的喂养一定要遵循"乳贵有时，食贵有节"的原则。

"乳贵有时"指的是给孩子喂奶要有时间规律，母乳是6个月以内孩子最为理想的天然食品，婴儿肠胃娇嫩，更易吸收母乳。给孩子喂奶的规律需要妈妈自己去摸索，有时妈妈产乳量高，孩子很容易一次吃饱，这种时候喂奶间隔时间就需要长些；反之，则需要短些。

"食贵有节"指的是吃饭要有节制，一次不要吃太多，孩子3岁之后，就要养成三餐定时、规律饮食的习惯。第一，不可吃得太饱；第二，食材选择要健康，要多吃天然应季和营养丰富的食物，油炸食品要少吃。在此基础上，可给孩子吃一些有助于健脾消食的食物，如山楂、山药等，同时不可让孩子养成偏食的习惯。

鱼生火，肉生痰，青菜豆腐小儿安

鱼被称为"发物"，孩子身体内分泌系统还未发育完善，过早接触"发物"会产生致敏反应，还易生湿疹与痤疮。

猪肉性微寒，多吃容易生湿、痰，湿聚而为水肿，容易让孩子虚胖。虚胖的孩子免疫力差，抗病能力弱，爱感冒、咳嗽。除此之外，痰湿内蕴，郁积化火，身体就会上火。

但是，并不是说不让孩子吃鱼、吃肉，因为肉食含有蔬菜中没有或含量较低的营养素，比如动物蛋白质、铁、钙等。因此，爸爸妈妈在给孩子第1次添加肉类食物时，一定要选好时间，并且控制食用量，在孩子能够顺利接受肉类之后，也要注意控制摄入量，避免损伤孩子脾胃。

这里所讲的青菜指的是新鲜绿色蔬菜，其中含有人体所需的多种维生素，因此，多吃青菜有益于孩子身体健康。豆腐含有多种矿物质（铁、磷、钙、镁等）及优质植物蛋白质，经常食用具有清热润燥、清洁肠胃、补中益气的功效。

小贴士

青菜和豆腐搭配，不仅能够为孩子提供生长所需的维生素和矿物质，还能够为其提供长高所需的蛋白质和钙。但豆腐一次不可食用过多，易引起腹胀、腹痛等症状。

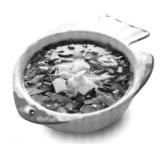

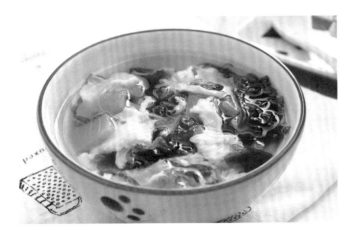

软、热、少，对脾胃好

俗话讲"吃热、吃软、吃少则少病，吃冷、吃硬、吃多则多病"，由此能够看出，软、热、少是对孩子脾胃更好的饮食选择。有的孩子喜欢吃冷、硬的食物；有的孩子一年四季都喝冷饮；有的孩子碰到喜欢的食物就会吃到撑，这些饮食习惯都会损害孩子的脾胃，进而影响孩子的生长发育。爸爸妈妈可以为孩子做一些粥、羹等软、热的食物，同时控制孩子的进食量，吃多易导致孩子肠胃蠕动困难，造成积食。一些父母害怕孩子吃不到位、营养跟不上，导致生长发育落后，实际上，只有充分吸收了食物的营养，才能够发挥食物的作用，而且适当少吃对脾胃也有好处。

细嚼慢咽养脾胃

一些爸爸妈妈看着孩子吃饭香、吃饭快，狼吞虎咽的，很是高兴，认为这是身体壮的表现。实际上孩子吃得太快，食物来不及被嚼烂就吞下，这样的话，脾胃需要花费很大的力气才能够将大块的食物磨碎，进而使脾胃负担加重。细碎的食物才是脾胃最喜爱的食物，可以说食物越细，脾胃负担越小。

进食时间最好控制在 20~30 分钟

想要让孩子养成细嚼慢咽的好习惯，充裕的吃饭时间是必不可少的，每餐时间最好控制在 20~30 分钟，有调查表明，一般从开始吃饭的 20 分钟之后，大脑才会发出吃饱的信号。倘若孩子吃得过快，等到大脑发出吃饱信号时，已经吃进太多食物了，时间长了会使胃部的负担加重。

孩子的每一口应咀嚼约 30 次

细嚼慢咽听起来容易，其实做起来并不容易，很多成年人都不一定做得到，更不要说还很小的孩子了。这里提供一种方法来帮助孩子养成细嚼慢咽的饮食习惯，即让孩子从能够吃饭开始，就让他将注意力放在嘴巴的咀嚼上，每吃一口就咀嚼 30 下，而且这还能在一定程度上培养孩子的耐心。

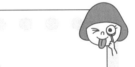

小贴士

选择小一点的勺子有助于孩子养成细嚼慢咽的好习惯，每次孩子只能够吃一小口，吃饭的速度自然就会慢下来。

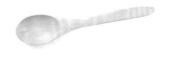

汤、粥、羹，利于消化吸收

孩子脾胃功能不全，选择吃些半流质的饮食有利于脾胃的消化与吸收，因此做饭时可选择汤、粥、羹的烹饪方式。

汤：汤指的是食物加水煮熟后的汁液，也指烹调后以汁液为主的副食，如西蓝花鹌鹑蛋汤、苹果雪梨银耳汤等。

西蓝花鹌鹑蛋汤

原料：西蓝花 100 克，熟鹌鹑蛋 5 个，鲜香菇 2 朵，火腿丁 25 克，盐适量。

做法：①西蓝花洗净，掰朵，焯烫后捞出；鹌鹑蛋剥皮；香菇洗净，切丁。②锅中放入香菇、火腿，加水煮沸，再放入西蓝花、鹌鹑蛋，略煮后加盐调味即可。

营养功效：西蓝花含有较高的硒，可提升孩子食欲。

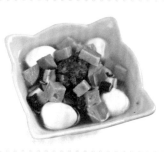

苹果雪梨银耳汤

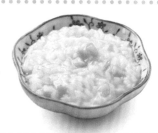

原料：雪梨、苹果各 80 克，银耳 10 克，枸杞子、陈皮各 3 克。

做法：①苹果、雪梨洗净，去皮，去核，切块；银耳洗净，泡发，撕小朵；枸杞子洗净。②锅中注水，放入陈皮，煮沸后捞出。③再放入雪梨、苹果、银耳，转小火煮 30 分钟，加入枸杞子略煮即可。

营养功效：此汤具有润肺的功效，对孩子的胃肠同样有利。

粥：粥指的是一种由稻米、小米或者玉米、豆类等谷物，或者谷物加其他食材煮成的稠糊的、半流质食物，如南瓜粥、牛奶红枣粥等。

南瓜粥

原料：南瓜 100 克，大米 50 克，白糖适量。

做法：①南瓜洗净，去皮，去瓤，切丁；大米洗净。②将两者放入锅中，加适量清水熬煮。③煮至大米、南瓜黏稠、熟透，加适量白糖拌匀即可。

营养功效：南瓜粥味道甜糯，可增进孩子食欲，适合感冒时食用。

牛奶红枣粥

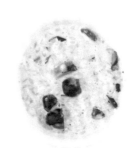

原料：大米 50 克，牛奶 250 毫升，红枣 2 颗。

做法：①红枣洗净，取出枣核，切小块；大米洗净，用清水泡 30 分钟。②锅中加清水，放入大米，大火煮沸后转小火熬煮至米绵软。③加入牛奶和红枣，转小火煮至牛奶烧开即可。

营养功效：红枣加牛奶具有开胃健脾、补血益气的功效。

羹：羹指的是通常用蒸、煮等方法做成的糊状食物，如三丁豆腐羹、玉米鸡蛋羹等。

三丁豆腐羹

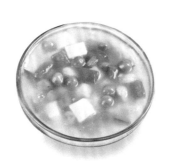

原料：豆腐、鸡肉各 100 克，西红柿 1 个，鲜豌豆、香油、盐各适量。

做法：①豆腐洗净，切小块；鸡肉洗净，切丁；西红柿放入沸水略煮，去皮，切丁；豌豆洗净。②锅中放入全部食材，加适量水煮至熟透，放入盐，淋上香油即可。

营养功效：此羹颜色鲜艳，可增强孩子食欲，而且营养也很丰富。

玉米鸡蛋羹

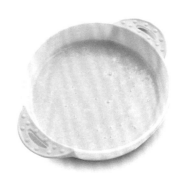

原料：鲜玉米粒 50 克，鸡蛋 2 个，白糖、盐各适量。

做法：①玉米粒洗净，打成玉米蓉；鸡蛋搅成蛋液。②将玉米蓉放入锅中加水煮沸，转小火煮 20 分钟。③将蛋液缓慢倒入锅中，转大火后不停搅拌。④煮沸后，放入白糖、盐调味即可。

营养功效：玉米富含膳食纤维，有助于孩子胃肠蠕动。

别让这些习惯伤害孩子的脾

　　脾为后天之本，其功能的优劣会影响孩子一生的健康，一些不好的行为习惯可能会导致孩子的脾受到伤害，无论是爸爸妈妈，还是孩子自己，在生活中都要尽可能地远离以下这些不良习惯。

吃过多、过好伤脾

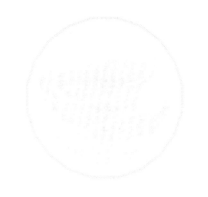

　　随着生活条件越来越好，每个家庭的孩子都是被捧在手心里长大的，无论是穿的，还是吃的都是最好的，甚至一些家长怕孩子营养不足，还会给孩子吃燕窝、鲍鱼等大补的食物，实际上这些营养并不能够被孩子娇嫩的脾胃完全吸收，反而造成负担。还有一些父母固执地认为自家孩子正在长身体，不能少吃东西，否则会长不高，习惯让孩子吃到撑，结果导致积食，伤害了脾胃。这些行为习惯并不可取，营养均衡、适量合理的饮食才是孩子健康成长的基础。

睡眠不足导致脾胃不和

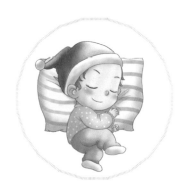

　　孩子睡眠不足、质量不高，易导致脾胃失和，而脾胃不和又会让孩子坐立难安，从而影响睡眠质量，最终形成恶性循环。因此，爸爸妈妈一定要从两方面着手，既要保证孩子有一个好的睡眠（通过建立舒适、安静的睡眠环境；睡前形成刷牙、洗脸的仪式感；提醒孩子该睡觉了等方式帮助孩子入睡），也要让孩子吃得舒服，比如晚餐不可吃得过多、油腻，以免影响睡眠。

口味重的食物易刺激孩子的脾

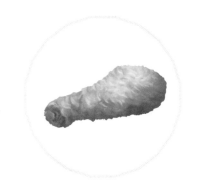

　　脾主味觉，孩子只有脾气足，才能够感受到口味，但如果口味过重，就会对脾产生不良刺激，比如，很多爸爸妈妈做菜时习惯放很多调味料，与此同时，还会放很多油，认为这样做菜味道好，孩子才喜欢吃。实际上，过食"肥甘厚味"的食物会让孩子产生内热，使孩子脾胃受损。孩子的脾胃很娇嫩，如果经常给他吃口味重的食物，孩子就吃不下清淡的食物了，久而久之，肯定会对其脾胃造成伤害。

父母娇惯使孩子脾虚

实际上，孩子多数的身体问题都是和饮食不当、脾胃失和有关，也就是说，正气不足，外邪才会来侵袭。表面上是咳嗽、感冒……根本原因还是喂养不当导致脾胃虚，总结发现，不当的喂养方式基本包括以下三大类。

家长过于纵容孩子

现在家里基本上是多个大人围着一个孩子转，也就有了足够的时间和孩子"周旋"，孩子吃一口饭就要花上五六分钟，甚至十分钟的时间，导致孩子既没有吃饱饭，家长又很累。如果孩子没有吃饱，那么饭后不久就又饿了，然后找一些小饼干之类的零食吃，这些零食多数含有添加剂，常吃会让孩子脾胃虚弱。

单一食物突然吃多

爸爸妈妈看见孩子喜欢某一样食物，就无节制地让孩子吃。比如孩子喜欢吃鸭腿，妈妈就给孩子买好几根让他吃，结果孩子积食了，继而导致脾胃不和，使孩子没胃口吃其他东西，加重营养不良，影响生长发育。

吃太多不健康的食物

现在很多食品安全都不过关，虽然味道很好，很受孩子喜爱，但其中却含有很多不健康的成分。比如，现在很多蛋糕为了降低成本，会选择使用人工奶油，但人工奶油含有对人体有害的反式脂肪酸，同时蛋糕中还有其他香料，也对孩子身体健康不利，所以有条件的爸爸妈妈可以选择自己做蛋糕，安全又卫生。

父母的坏情绪和压力致使孩子脾虚

父母的坏情绪和压力也可能会"传染"给孩子，使孩子肝气郁滞、憋闷，从而引起孩子脾胃出问题。从中医的角度解释，就是五脏对应五行，其中，脾胃属土，肝属木，而木是克土的，就像植树可以防止水土流失一样，所以肝不好，就会导致孩子脾虚。可以说，一个人如果情绪不好，一定会对其脾胃造成不良影响，因此，爸爸妈妈尽量不要将自己的坏情绪和压力在孩子面前表现出来。

和谐的家庭氛围有利于孩子的健康成长。

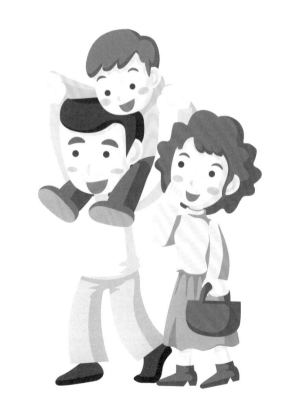

让孩子远离这些伤胃习惯

　　胃部的重要性不言而喻，日常生活中很多不良习惯都可能会伤害到孩子的胃，因而爸爸妈妈需要了解这些伤胃习惯具体包括什么，让孩子不要养成这些坏习惯，更好地规避伤胃行为。

三餐不定，饮食无规律

　　一些孩子有时一顿吃撑了，到下一顿的饭点不想吃，爸爸妈妈心疼孩子，也不强迫他吃，导致孩子三餐不定时。胃实际上是严格遵守"时间表"的，即胃液的分泌在一天之中是有高峰与低谷存在的，这样才能够及时消化掉吃进的食物。可是如果在该进食时未进食，就会导致胃分泌的胃酸和胃蛋白酶没有食物可中和，进而只能消化胃黏膜本身，最后诱发消化不良、胃炎、胃溃疡等疾病。由此看出，定时进餐是非常重要的，只有养成这样的好习惯，才能够不伤害孩子娇嫩的胃。

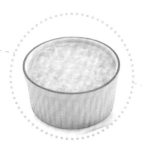

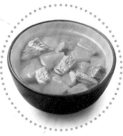

给孩子吃温热的汤粥类食物，温和呵护脾胃。

晚餐吃撑，睡前不消化

　　有时晚餐做得合孩子的口味，孩子就会无节制地吃到撑，到睡前没有办法消化；还有一些家长怕孩子饿，在睡前会给他们加餐，这样不仅会影响孩子睡眠质量，导致肥胖，还会导致孩子胃肠道处在超负荷的"紧张工作"中，胃液分泌过量，从而腐蚀胃黏膜，长此以往，会诱发胃溃疡等疾病，影响孩子健康。由此可知，晚餐一定不要过量，一般七分饱就可以了，另外，睡前1~2小时内尽量不要让孩子再吃东西。

胃部受凉，胃肠道健康受影响

　　秋冬季节天气寒冷，爸爸妈妈对孩子保暖问题很是上心，自然不会让他冻着，但到了夏季却会忽视保暖问题。胃是对外界气候和温度很敏感的器官，如果夏季不加节制地让孩子吃雪糕、喝冷饮或吃冰镇西瓜，长期处在空调房中，就会导致孩子消化不良、胃痛，甚至腹泻，从而对胃肠道功能造成不良影响。

　　总而言之，无论是秋冬，还是春夏，都需要重视孩子胃部的保暖工作，及时添加衣物，不要无节制地吃冷的食物。

吃饭散漫，易使胃部疼痛

一些孩子吃饭习惯不好，不能够定下心在饭桌旁吃饭，一会儿跑到这儿，一会儿跑到那儿，需要爸爸妈妈端着碗追着喂才吃，一顿饭下来要1小时，甚至更久，最后孩子吃的饭都凉了。本该专注吃饭却被玩分散了注意力，导致胃部供血不足，而且为了玩也不好好咀嚼食物，导致胃部负担变重，久而久之，孩子就会消化不良。

爸爸妈妈一定要让孩子养成专注吃饭的习惯，也就是说，将注意力放在食物上，且要细嚼慢咽，这样才是胃喜欢的进食方式。

食物不洁，致肠胃患病

各种致病性细菌使食物变质腐烂，尤其是盛夏时节，细菌繁殖更快，食物也更易变质，稍不注意，就可能让孩子吃到不干净的食物，引起急性胃炎，出现呕吐、胃胀与胃痛等症状，让孩子饱受生病的痛苦。因此，在让孩子吃东西前，一定要清洗干净食物，腐烂、变质、发霉的食物要及时丢掉。

幽门螺杆菌是很多慢性胃病发生、发展的致病因子之一，多是由饮食不洁、相互传染引起。它通常会寄生在胃及十二指肠的黏膜中（患者口腔和唾液中也会存在），使胃发炎，引起胃病。如果家中有人感染幽门螺杆菌时，最好实行分餐制。

空腹吃水果，胃酸又胃胀

在孩子空腹的状态下，胃酸的浓度是很高的，此时如果爸爸妈妈给孩子吃大量水果，就会让胃酸和水果中的成分结合，形成难以溶解的沉淀物。一旦沉淀物结成大块，就会让孩子胃内压力升高，引起胀痛，产生反酸、胃胀等一系列不适的反应与消化道疾病。

因此，本身胃就比较娇嫩的孩子，一定不要一次性大量进食酸味的水果，如柠檬、李子、山楂、杨梅等，以免使胃酸分泌增加，刺激胃黏膜。

食物辛辣，味重易伤胃

如果孩子的胃本来就很脆弱，再吃辣椒这类辛辣食物，就会进一步刺激胃黏膜，因此孩子尽可能不要吃辛辣的食物。如果喜欢吃辣，切记绝不可吃多，以免伤胃（也可在吃前喝些牛奶）；油炸等口味重的食物虽然味道很好，孩子比较喜欢吃，但经过油炸之后，被包裹在油脂中的食物会减少和消化液接触的机会，因此比较难消化，会加重胃部负担，容易出现恶心、反酸等不适症状。

油炸的食物不好消化，会加重孩子的肠胃负担。

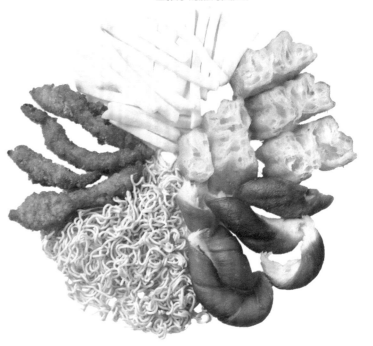

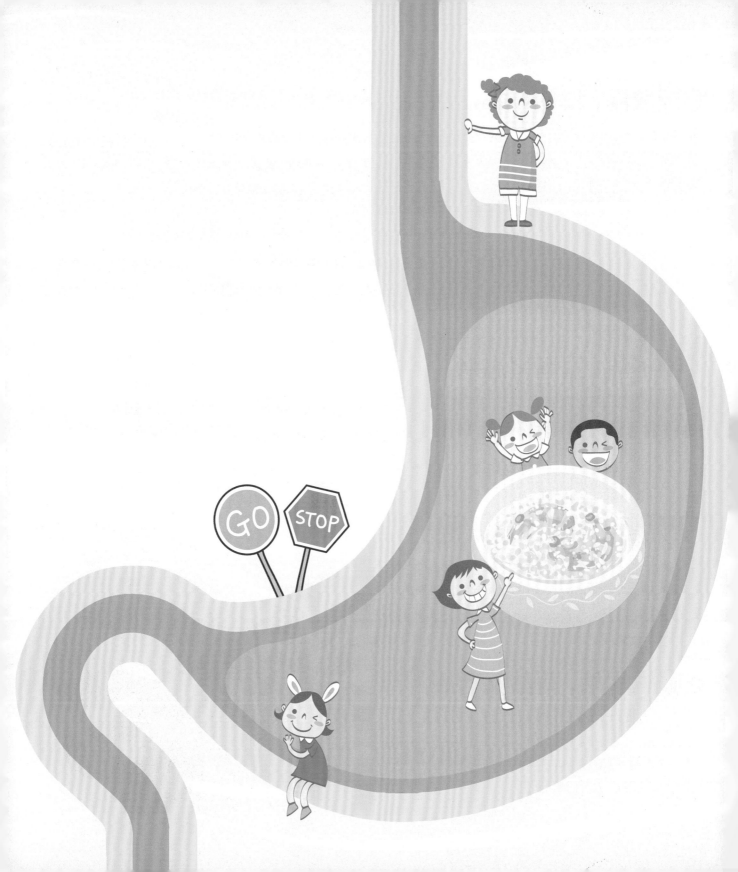

第二章
用食物滋养孩子娇嫩的脾胃

　　孩子脾胃娇嫩，需要爸爸妈妈的悉心呵护，才能够逐渐变得强壮。作为消化吸收的主要器官，脾胃对食物有着自己的喜恶，有些类型的食物对其是有伤害的，比如油炸、口味过重的食物，但也有一些食物是滋养脾胃的，本章将为爸爸妈妈介绍 40 种对脾胃有益的食材，并配以相应的食谱，供家长参考。

健脾 20 种食材

脾对孩子来讲至关重要，脾健康了，孩子才能够吃饭香，长得壮。下面将介绍 20 种对孩子脾有益的食材。

大米

性平，味甘而淡；归脾、胃经

大米是很常见的一种主食食材，能为人体提供丰富的营养。大米含有多种人体必需氨基酸，以及 B 族维生素、钙、磷、铁等营养素。

大米止泻补脾胃

大米的主要作用是能补脾胃，益五脏，止泻止痢疾。可以说，大米适合所有人食用，尤其适合脾虚的孩子。

促进肠胃蠕动

孩子适当吃大米，对促进肠胃蠕动有帮助，可以有效防治便秘。此外，还能够促进孩子血液循环，提升机体免疫力。

健脾吃法

可以选择蒸饭、煮饭、煮粥，也可以磨成粉。大米只需淘洗 1~2 次，且不要搓洗，否则会导致营养素流失过多。给小月龄的孩子做辅食时，可以在蒸煮前浸泡 30 分钟，这样米饭的口感会更好。

搭配食用更营养

大米 + 山药：滋补脾胃、补肾气

大米 + 燕麦：低糖、高膳食纤维

如何挑选大米

购买袋装大米，要选大品牌的，并且注意生产日期。购买散装大米，则要看硬度和色泽，优质的大米硬度高、外形饱满且有湿润的光泽。如果是陈米，则硬度低，色泽也会比较暗淡，还可能掺杂爆腰米（米粒上有一条或多条横裂纹的米）。

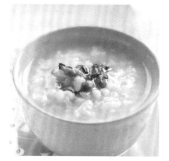
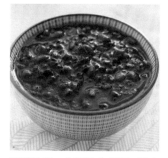
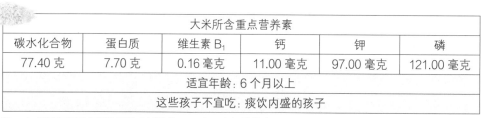

大米所含重点营养素					
碳水化合物	蛋白质	维生素 B$_1$	钙	钾	磷
77.40 克	7.70 克	0.16 毫克	11.00 毫克	97.00 毫克	121.00 毫克
适宜年龄：6 个月以上					
这些孩子不宜吃：痰饮内盛的孩子					

注：本书所有表格中营养素的含量均为 100 克可食部分的含量。

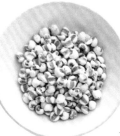

薏米

性凉，味甘、淡；归脾、胃、肺经

薏米也被称为薏仁米、薏苡仁，其含有丰富的淀粉、蛋白质、维生素 B_1 以及钙、镁、磷等营养素。

薏米可健脾除痹

薏米具有健脾、清热、止泻及祛风祛湿的功效，还能够增强激素调节功能和免疫系统、酶系统功能，适合孩子食用。但不宜多吃，每天 50 克左右即可。

治疗脾胃虚弱，助排便

薏米富含膳食纤维，有助于脾胃的消化吸收，可辅助治疗孩子脾胃虚弱，使孩子脾胃更健康。

此外，薏米中含有的水溶性膳食纤维可降低肠道对脂肪的吸收率，促进体内血液和水分的新陈代谢，帮助排便和排毒。

健脾吃法

薏米适宜熬粥，也可以用来炖汤，或者做成米糊等。将炒熟的薏米磨碎，冲水喝也有健脾止泻、清热祛湿的功效。薏米煮汤食用，有利于祛湿除风，还具有润肺功效，助孩子排出体内湿热。

需要注意的是，薏米比较难煮熟，可以煮前浸泡，让薏米充分吸收水分，这样煮时受热会比较均匀，利于熬煮。

➕ 搭配食用更营养

薏米 + 山药：健脾益肾

薏米 + 冬瓜：健脾利尿

薏米 + 芡实：健脾补气

如何挑选薏米

新鲜的薏米有米香味，略带中药味，紧实且不宜捏碎，表面具有光泽，呈现均匀的白色或者黄白色。

健脾推荐菜

大麦薏米山楂粥

原料：大麦 25 克，薏米 50 克，山楂 10 克。

做法：①大麦、薏米洗净，浸泡。②山楂洗净，去子，切片。③锅中放入大米、薏米、清水，煮沸，加山楂煮至粥熟即可。

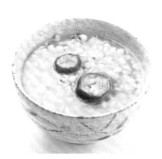

营养功效：孩子常食可益气调中、消积食。

枇杷薏米粥

原料：枇杷 3 个，薏米 50 克。

做法：①枇杷洗净，去皮，去子，切块；薏米洗净。②锅中注入适量水，放入薏米，大火煮 40 分钟。③然后加入枇杷，转小火煮 10 分钟即可。

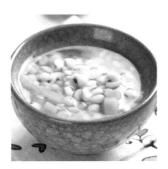

营养功效：枇杷具有润肺止咳的功效，可缓解孩子咳嗽症状。

薏米所含重点营养素					
碳水化合物	蛋白质	脂肪	维生素 B_1	磷	镁
71.10 克	12.80 克	3.30 克	0.22 毫克	217.00 毫克	88.00 毫克
适宜年龄：1 岁以上					
这些孩子不宜吃：虚寒体质的孩子					

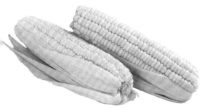

玉米

性平，味甘；归大肠、胃经

玉米也叫苞米、珍珠米、玉蜀黍、棒子等，其营养成分较为全面，含有丰富的膳食纤维，具有刺激胃肠蠕动、加速粪便排泄等功效。

玉米健脾利湿、调中开胃

玉米有健脾、开胃的功效。玉米中含有的 B 族维生素，具有消除疲劳、预防便秘、治疗胃溃疡的作用。孩子常吃不仅可以增强食欲，还有助于促进大脑发育。

防治便秘

玉米含有大量的膳食纤维，可以促进胃肠蠕动，防治便秘、肠炎、肠癌等。因此，如果孩子有便秘的症状，妈妈给孩子吃些玉米，能够起到一定的缓解作用。

健脾吃法

鲜玉米煮食，营养流失较少，香甜的口感也深受孩子欢迎。玉米应吃新鲜的，并且要带着胚芽吃，玉米胚芽含有丰富的营养物质，可以增强孩子的新陈代谢能力，使皮肤光滑细嫩。不建议给孩子吃爆米花，因为玉米在高温烤制的过程中，其内的营养物质容易被破坏，同时爆米花在制作过程中添加了糖，会导致孩子糖分摄入超标。

＋ 搭配食用更营养

玉米 + 酸奶：健脾消食

玉米 + 菜花：健脾益胃、助消化

玉米 + 松子：可调理脾胃

玉米 + 芥蓝：健脾开胃、通便利尿

> **如何挑选玉米**
>
> 挑选玉米时，首先，看叶子，以叶子嫩绿，无黄叶和干叶为佳；其次，看玉米断口是否有发黑，发黑的为不新鲜、变质的；最后看玉米粒是否饱满，不宜选干瘪塌陷的。确定玉米老嫩可以用手掐一下，浆太多的玉米太嫩，不出浆的则太老。

健脾推荐菜

小米玉米糁粥

原料： 小米 30 克，细玉米糁 20 克。

做法： ①小米、玉米糁洗净。②锅内加水，放小米、玉米糁同煮成粥即可。

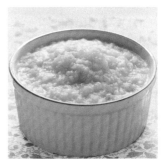

营养功效： 玉米性平味甘，有开胃、健脾、祛湿、利尿等作用。

蛋黄玉米泥

原料： 蛋黄 1 个，玉米粒 40 克。

做法： ①玉米粒洗净，用料理机打成蓉；蛋黄打散。②锅中放入玉米蓉、水煮熟。③蛋黄液倒入锅中，搅拌至再次煮沸。

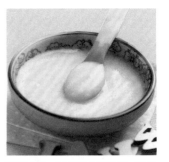

营养功效： 蛋黄富含卵磷脂，提升记忆力。

玉米（鲜）所含重点营养素					
碳水化合物	脂肪	蛋白质	烟酸（维生素 B$_3$）	硒	不溶性膳食纤维
22.80 克	1.20 克	4.00 克	1.80 毫克	1.63 微克	2.90 克
适宜年龄：6 个月以上					
这些孩子不宜吃：腹胀、遗尿的孩子					

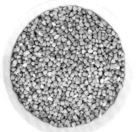

荞麦

性凉，味甘；归脾、胃、大肠经

荞麦富含钾、镁、膳食纤维等营养素，适合食积气滞、腹部胀闷疼痛的孩子食用。另外，荞麦热量中等，有肥胖困扰的孩子可适量食用。

荞麦下气消积、除烦利湿

荞麦具有开胃宽肠、下气消积、除烦利湿、清热解毒等功效，孩子可适当食用，但不宜多吃，否则易引起消化不良。

保护视力，促进脂质代谢

荞麦富含维生素 P，能够保护视力，还具有抗炎作用。其含有的维生素 B_3，能够促进脂质代谢，预防肥胖。

健脾吃法

一般情况下，都会将荞麦磨成粉，然后再做成面饼、糕点等食用，能够起到健脾祛湿的作用，对孩子肠胃也有比较好的滋养功效。

另外，荞麦作为一种粗粮，也可以做成荞麦饭、荞麦面条吃，是比较养胃的一种吃法。

需要注意的是，荞麦一次不能吃太多，否则容易造成孩子消化不良，不利于脾胃健康，得不偿失。

荞麦中所含的部分蛋白质及其他过敏物质，可能引起过敏反应，凡体质易过敏者应当谨慎食用或不食用。

搭配食用更营养

荞麦 + 山楂：健脾消积

荞麦 + 花生：健脾养胃

荞麦 + 小麦：营养更丰富

如何挑选荞麦面粉

一看颜色，优质荞麦面粉应是乳白或发黄的颜色(因含有微量胡萝卜素)；二用手搓，优质荞麦面粉手感略微发涩，如果掺杂了滑石粉或石灰粉，手感会发滑；三闻味道，优质荞麦面粉会有淡淡的麦香。

健脾推荐菜

鸡丝荞麦面

原料：熟鸡胸肉、荞麦面条各80克，芝麻酱、盐各适量。

做法：①荞麦面条煮熟，过凉水，沥干。②芝麻酱加盐、水拌匀，淋在面上。③熟鸡胸肉撕成丝，与面拌匀。

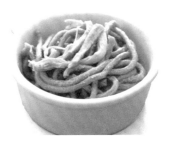

营养功效：可有效缓解孩子腹痛、腹胀。

荞麦小米糊

原料：荞麦、小米各50克，白糖适量。

做法：①荞麦、小米洗净，放入豆浆机，加水搅打成糊。②倒出加适量白糖搅拌均匀。

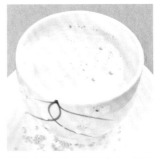

营养功效：荞麦搭配小米，具有健脾、和胃的功效。

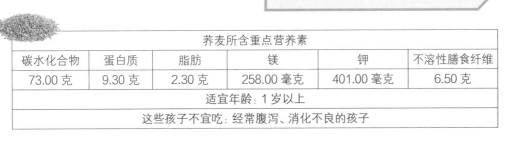

荞麦所含重点营养素					
碳水化合物	蛋白质	脂肪	镁	钾	不溶性膳食纤维
73.00 克	9.30 克	2.30 克	258.00 毫克	401.00 毫克	6.50 克
适宜年龄：1岁以上					
这些孩子不宜吃：经常腹泻、消化不良的孩子					

胡萝卜

性平，味甘；归脾、肝、肺经

胡萝卜含有丰富的胡萝卜素，作为维持人体正常活动不可或缺的营养物质，胡萝卜素能够促进孩子生长及细胞发育，改善夜盲症等。

胡萝卜改善厌食、积食

被誉为"小人参"的胡萝卜，具有健脾消食的作用，能够改善孩子因脾胃不和引起的积食、厌食。胡萝卜具有下气补中、利胸膈肠胃、安五脏、健胃消食的功效。食欲不振、脾胃气虚的孩子可适量吃一些胡萝卜。

提升免疫力，促进新陈代谢

胡萝卜能够促进人体免疫系统 B 细胞产生抗体，从而提升孩子的免疫力。另外，胡萝卜富含维生素，能够刺激皮肤的新陈代谢，增进血液循环，使孩子皮肤更加光滑、细嫩。

健脾吃法

胡萝卜素主要存在于胡萝卜皮中，所以最好让孩子带皮吃胡萝卜。β- 胡萝卜素由于只能溶解在油脂当中，才能够转化为维生素 A，因此，胡萝卜最好用油炒，或者和肉类一起炒，让孩子更好地吸收、利用维生素 A。

除了蒸、煮、炒、拌之外，胡萝卜也可洗净直接食用。其香脆的口感，孩子一般会比较喜欢。

搭配食用更营养

胡萝卜 + 香菇：滋补脾胃

胡萝卜 + 莴笋：强心健脾

胡萝卜 + 山药：补脾益肾

如何挑选胡萝卜

应挑选橙红色，色泽鲜嫩，根茎粗大，匀称顺直，表面光滑，不开裂，无伤烂的胡萝卜，而且新鲜的胡萝卜叶子一定是绿色的。

健脾推荐菜

胡萝卜海带丝

原料： 胡萝卜丝、海带丝、红椒丝各 50 克，香油、醋、盐各适量。

做法： ①胡萝卜丝、海带丝、红椒丝焯烫后捞出。②碗中放入全部食材，加入所有调料，拌匀。

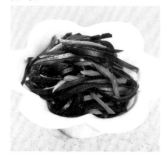

营养功效： 胡萝卜搭配海带丝，为孩子补充碘、胡萝卜素等营养素。

胡萝卜小米粥

原料： 小米、胡萝卜各 60 克。

做法： ①小米淘洗干净，熬成小米粥。②胡萝卜洗净，切丁，蒸熟。③将胡萝卜丁和小米粥混合，拌匀。

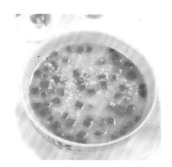

营养功效： 这款米粥具有健脾和胃、止腹泻的作用。

胡萝卜所含重点营养素					
碳水化合物	钙	胡萝卜素	钾	磷	维生素 A
8.10 克	27.00 毫克	4.11 毫克	119.00 毫克	38.00 毫克	342.00 微克
适宜年龄：6 个月以上					
这些孩子不宜吃：肠胃不好的孩子不宜生吃					

香菇

性平，味甘；归脾、胃、肝经

香菇含有多种矿物质与维生素，被称为"维生素宝库"。香菇香气沁人，且味道鲜美，可促进人体新陈代谢，提升机体免疫力。

香菇补脾胃、益气

一般来讲，香菇能够补脾胃、益气，可用于缓解脾胃虚弱、食欲减退、少气乏力等症状。香菇还具有补气养血、健脾消食、益气和胃、益智安神的作用。

预防便秘效果好

香菇具有高蛋白、低脂肪、多糖和多维生素的特点，不但能够补肝益肾，还能够健脾养胃，可以防治孩子消化不良与便秘，让孩子肠胃通畅。

健脾吃法

香菇鲜香味浓厚，可用来煲汤，这样不仅营养丰富，而且别有风味，让孩子胃口大开。香菇洗净切片，放入牛奶中，隔水炖至沸腾，给孩子食用，不仅利于脾胃健康，而且还能够防治感冒、慢性鼻炎等症。

需要注意的是，干香菇最好用温水浸泡，这样更易释放出鲜味，且泡发香菇的水最好不要丢掉，因为很多营养物质都会溶于水中。

搭配食用更营养

香菇 + 西蓝花：利肠健脾

香菇 + 鸡肉：健脾暖肾

香菇 + 带鱼：提高免疫力

香菇 + 草鱼：健脾消食

如何挑选干香菇

优质的干香菇色泽黄褐，菌盖较厚实，菌盖边缘向内卷，质干不碎，有种香菇特有的香气，另外，菌柄应短而粗壮。

健脾推荐菜

香菇鸡肉粥

原料：香菇 2 朵，鸡胸肉、大米各 60 克，葱花、盐各适量。

做法：①全部食材洗净，香菇、鸡胸肉切末。②锅中倒入香菇、大米、鸡胸肉，煮至黏稠，加葱花、盐调味。

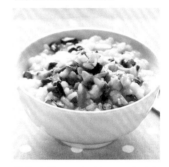

营养功效：健脾暖肾，适合消化不好、营养不良的孩子食用。

香菇娃娃菜

原料：娃娃菜 100 克，香菇 3 朵，蒜蓉、盐各适量。

做法：①娃娃菜洗净，掰开；香菇洗净，切片。②油锅烧热，爆香蒜蓉、香菇片，放娃娃菜翻炒至熟，加盐调味。

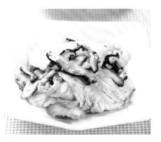

营养功效：香菇具有化痰理气、健脾开胃的功效。

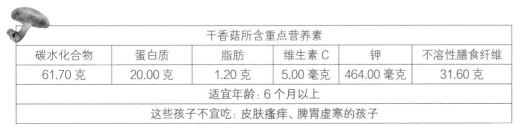

干香菇所含重点营养素					
碳水化合物	蛋白质	脂肪	维生素 C	钾	不溶性膳食纤维
61.70 克	20.00 克	1.20 克	5.00 毫克	464.00 毫克	31.60 克
适宜年龄：6 个月以上					
这些孩子不宜吃：皮肤瘙痒、脾胃虚寒的孩子					

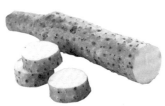

山药

性平，味甘；归脾、肺、肾经

山药中含有的淀粉酶等物质，有利于脾胃消化吸收，是一味平补脾胃的药食两用之物。

山药健脾益肺

自古以来山药都被列为上品，有着很高评价，《本经》称其具有"主伤中，补虚羸，除寒热邪气，补中，益气力，长肌肉"的功效。山药具有健脾养胃、生津益肺的作用。

助消化，预防肥胖

山药中含有的淀粉酶可帮助孩子消化，增进食欲，对健康很有利。除此之外，山药中脂肪含量比较少，有利于预防肥胖，避免孩子体重超标。山药含有的黏蛋白还能滋补胃黏膜，保护胃壁，起到健胃强胃的作用。

健脾吃法

山药既可以用来炒菜，也可以制作成糕点、煮粥，香甜可口，很适合孩子食用。当然，山药在食用前应当先去皮，以免产生过敏等异常刺激。

搭配食用更营养

山药 + 红枣：健脾利胃

山药 + 小米：健脾益肾、促进消化

山药 + 枸杞子：发挥滋补效果

山药 + 芸豆：提升免疫力

如何挑选山药

山药中淀粉含量比较多，因此，同样体积的山药，较重的比较好，与此同时，山药表面不要有明显的瘢痕（伤斑、烂斑等）。另外，山药断面的肉质应呈新鲜的白色，而不是黄色或有黑点的。

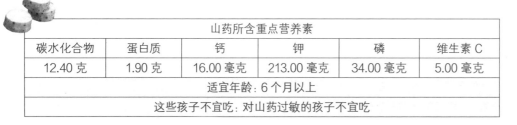

山药所含重点营养素					
碳水化合物	蛋白质	钙	钾	磷	维生素 C
12.40 克	1.90 克	16.00 毫克	213.00 毫克	34.00 毫克	5.00 毫克
适宜年龄：6 个月以上					
这些孩子不宜吃：对山药过敏的孩子不宜吃					

健脾推荐菜

薏米山药粥

原料：薏米、山药各 80 克，大米 60 克。

做法：①大米、薏米、山药均洗净，山药去皮，切块。②锅中放大米、薏米、山药、水，煮至全部食材熟透。

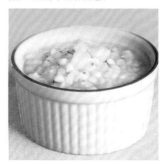

营养功效：此粥具有祛湿、健脾的功效。

西红柿炒山药

原料：西红柿 100 克，山药 150 克，葱花、姜末、盐各适量。

做法：①西红柿洗净，切小块；山药洗净，去皮，切片。②油锅烧热，放葱花、姜末煸香，放入全部食材，炒熟，加盐调味。

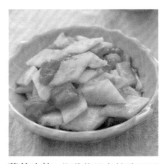

营养功效：此道菜具有健脾开胃的功效。

红薯

性平,味甘;归脾、胃、大肠经

红薯是营养学家推崇的保健食品。红薯含有胡萝卜素、B 族维生素、维生素 A、膳食纤维等营养素,这些均对孩子身体发育有益。

红薯补脾养胃

红薯虽然是一种比较常见的食材,但具有益气力、补虚乏、健脾胃、通便秘的功效,适合脾胃虚弱、肠燥便秘的孩子食用。

防肥胖的同时增强体质

红薯脂肪低、水分多,并且含有比较多的氨基酸与维生素,能够减少皮下脂肪的堆积,避免过度肥胖。红薯富含钾元素,能够促进人体细胞液和电解质平衡,维系正常的血压和心脏功能,增强体质身体好。

健脾吃法

红薯一定要煮熟、煮透,因为红薯中的淀粉颗粒如果不经过高温是难以被身体消化的,还会使孩子出现胃灼热、打嗝、反酸、腹胀等症状。炒、蒸、煮都是比较适合的做法。

需要注意的是,红薯不要空腹食用和冷食,可搭配馒头、米饭同吃。这样不仅能够控制馒头、米饭等碳水化合物的摄入量,预防肥胖,还对脾胃有益。

搭配食用更营养

红薯 + 莲子:健脾消食

红薯 + 大米:健脾养胃

红薯 + 小米:养胃补脾

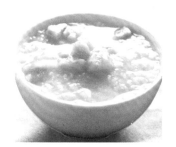

如何挑选红薯

最好选择手感坚硬,外表干净、光滑、少皱纹的红薯,不要选表皮呈黑色或有褐色斑点的红薯。

健脾推荐菜

红薯粥

原料:红薯 60 克,大米 50 克。

做法:①红薯洗净,去皮,切丁;大米洗净。②锅中加水,放红薯、大米,熬煮至粥黏稠即可。

营养功效:红薯中含有的膳食纤维能够促进胃肠蠕动。

花生红薯汤

原料:花生、红薯块各 60 克,红枣 2 颗,牛奶 150 毫升,生姜 2 片。

做法:①花生、红枣、红薯块洗净。②锅中放入全部食材,加水煮至熟透,倒入牛奶即可。

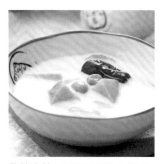

营养功效:此汤具有补血补虚、健脾和胃、润燥去火的功效。

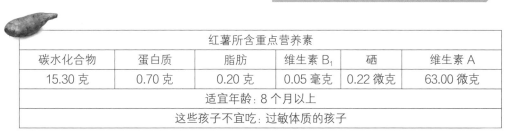

红薯所含重点营养素					
碳水化合物	蛋白质	脂肪	维生素 B$_1$	硒	维生素 A
15.30 克	0.70 克	0.20 克	0.05 毫克	0.22 微克	63.00 微克
适宜年龄:8 个月以上					
这些孩子不宜吃:过敏体质的孩子					

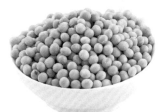

黄豆

性平，味甘；归脾、胃经

黄豆也被称为大豆，因其富含优质蛋白质、大豆异黄酮、卵磷脂、钙等成分，被称为"豆族之王"。孩子常吃可强健身体，但每次量不宜多。

黄豆健脾补虚

一般认为，豆有五色，各治五脏。其中黄色食物类似脾，由此可知，黄豆是滋补脾胃的重要粮食，有助于补益脾气、清热解毒、润燥消水，还有促进消化吸收的作用。

消除腹胀，补充蛋白质

黄豆能够增强孩子脾胃功能，缓解食少腹胀、食欲缺乏的症状。此外，黄豆含有丰富的优质植物蛋白质。除此之外，黄豆还含有谷类作物中缺乏的赖氨酸，促进生长发育，适合孩子食用。

黄豆含有的膳食纤维则能够促进机体排毒，利于肠道健康，其含有的卵磷脂则利于孩子脑部发育，也是补脑健脑的好食材。

健脾吃法

黄豆可做汤或者将其熬制成汤底，再煮面条、馄饨等；也可和玉米按1：3比例混合磨成粉，然后再制成各种食物，这样利于孩子肠胃吸收，而且营养价值也高；还可制成豆浆、米糊、豆腐等食品。

搭配食用更营养

黄豆 + 玉米：促进消化

黄豆 + 小米：健脾和胃、益气宽中

黄豆 + 茄子：润燥消肿

如何挑选黄豆

一看色泽，优质黄豆表皮光亮干净，颗粒饱满且整齐均匀，色泽暗淡无光则为劣质；二观肉色，可以咬开黄豆看肉色，深黄色含油量多，淡黄色则少。

健脾推荐菜

黄豆炖排骨

原料：黄豆 30 克，排骨段 100 克，藕块、香菜末、葱末、姜末、盐各适量。

做法：①黄豆洗净；排骨段余烫后捞出。②锅中放入所有食材和盐，炖熟，撒上香菜末。

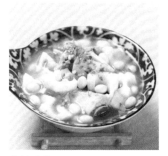

营养功效：黄豆不仅能够健脾补虚，还能够补钙、补脑、添气力。

凉拌黄豆海带丝

原料：海带丝 80 克，黄豆、胡萝卜丝各 30 克，芝麻、香油、盐各适量。

做法：①海带丝焯熟；黄豆泡发后与胡萝卜丝一同煮熟，捞出。②将全部食材放入盘中，调入香油、盐拌匀，撒上芝麻。

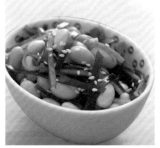

营养功效：黄豆搭配海带丝、胡萝卜丝食用更宜于脾胃。

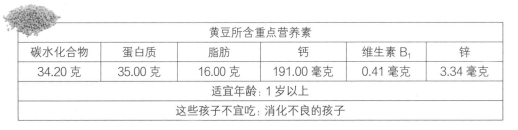

黄豆所含重点营养素					
碳水化合物	蛋白质	脂肪	钙	维生素 B$_1$	锌
34.20 克	35.00 克	16.00 克	191.00 毫克	0.41 毫克	3.34 毫克
适宜年龄：1 岁以上					
这些孩子不宜吃：消化不良的孩子					

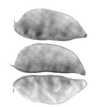

扁豆

性温，味甘；归脾、胃经

扁豆含有的胰蛋白酶抑制物、淀粉酶抑制物，能够防治肠梗阻与胃溃疡穿孔；含有的胡萝卜素可预防皮肤干燥、粗糙。

扁豆健脾利湿

扁豆具有止腹泻、暖脾胃、除湿热、止渴消暑的功效，适合有营养不良、反胃呕吐、脾胃虚弱、久泻不止等症状的孩子食用。

适合体重超标的孩子食用

扁豆中含有的皂角苷能够促进人体的脂肪代谢，所含的膳食纤维则能够帮助孩子通便去脂，适合有减肥需求的孩子食用。

另外，扁豆所含的维生素E和胡萝卜素，有抗氧化、防止细胞破损的功效。

健脾吃法

干煸、炖、炒的烹调方式都比较适合，也可以将扁豆炒后捣碎食用，这样能够增加其温性，在健脾的基础上增加止泻的效果。

需要注意的是，扁豆食用前应去掉老筋，且一定要炒熟再吃，否则会产生恶心、呕吐等中毒症状。此外扁豆一次不能吃太多，易引起腹胀。咳嗽、怕冷、声音嘶哑的孩子也不宜食用扁豆。

搭配食用更营养

扁豆 + 大米：健脾止泻

扁豆 + 香菇：通利胃肠

扁豆 + 猪肉：补虚强身、健脾养胃

扁豆 + 鸡肉：增强体力、强壮身体

如何挑选扁豆

扁豆豆荚厚度较厚，表面色泽光亮，指甲掐豆荚感觉很脆，扁平度较高的属于比较优质的扁豆。

健脾推荐菜

扁豆炒山药

原料：扁豆、山药各100克，葱花、姜片、盐各适量。

做法：①山药洗净，去皮，切片；扁豆洗净，焯熟。②油锅烧热，放入葱花、姜片炒香后取出，加山药、扁豆同炒至熟，加盐调味即可。

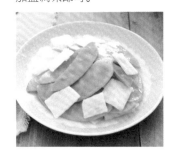

营养功效：扁豆含有膳食纤维，可促进孩子消化吸收。

猪肉焖扁豆

原料：猪瘦肉片150克，扁豆段200克，胡萝卜片、葱花、姜末、高汤、盐各适量。

做法：①油锅烧热，爆香葱花、姜末，放肉片炒散。②倒入扁豆段、胡萝卜片翻炒，加盐、高汤，焖至扁豆熟透。

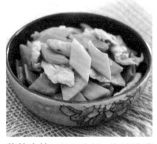

营养功效：扁豆味甘，能够补脾健胃。

扁豆所含重点营养素					
碳水化合物	蛋白质	脂肪	钙	胡萝卜素	维生素C
8.20 克	2.70 克	0.20 克	38.00 毫克	150.00 微克	13.00 毫克
适宜年龄：8个月以上					
这些孩子不宜吃：气虚生寒的孩子					

红枣

性温，味甘；归脾、胃、心经

红枣亦叫大枣，现代营养学认为，新鲜的红枣含有丰富的维生素 C，干枣则含有丰富的蛋白质、糖分与微量元素，均适合孩子食用。

红枣健脾胃、助消化

红枣有治心腹邪气、安中、善养脾气、平胃气的作用，具有补益脾胃、养血安神、缓和药性、帮助消化等多重功效，人们十分认同红枣的食疗功效。

抗过敏且滋养皮肤

红枣含有丰富的抗过敏成分，即环磷酸腺苷，每天适当食用，对改善皮肤过敏瘙痒有帮助。

除此之外，新鲜红枣含有丰富的维生素 C，能有效抑制黑色素形成，预防色素沉积，使孩子皮肤白皙红润。

健脾吃法

红枣可泡水、煲汤、煮粥、做糕点，尤其适合煮粥。煮红枣时最好洗净切开，这样有利于有效成分的释出，让孩子更易吸收红枣中含有的多种营养成分。

需要注意的是，红枣助湿生热，因此体质燥热、痰热咳嗽的孩子最好不要吃红枣。

➕ 搭配食用更营养

红枣＋牛奶：开胃健脾、补血益气

红枣＋小米：补虚健脾胃

红枣＋莲子：养心安神

红枣＋燕麦：健脾养胃、润肠通便

如何挑选干红枣

最好选择味甜、外表紫红、皮薄核小、肉质厚实的干红枣。如果外表色泽不好、皱纹多、果形凹瘪，则属于品质比较差的红枣。

海参红枣羊肉汤

原料： 泡发海参、羊肉各 100 克，红枣 2 颗，葱花、盐各适量。

做法： ①海参、羊肉分别洗净，余烫后捞出，海参去肠，羊肉切块。②红枣洗净，去核，同其他食材一起倒入锅中，煮熟加盐调味即可。

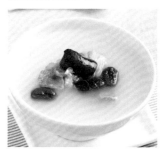

营养功效： 此汤具有养血润燥的功效。

红枣枸杞子粥

原料： 枸杞子 10 克，大米 50 克，红枣、红糖各适量。

做法： ①枸杞子洗净；红枣洗净，去核。②大米洗净，同红枣、枸杞子一同放入锅中，加水大火煮沸。③转小火煮至粥熟，加红糖调味即可。

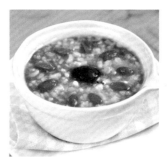

营养功效： 此粥具有补养身体、滋润脾胃的功效。

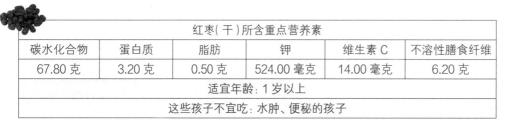

红枣（干）所含重点营养素					
碳水化合物	蛋白质	脂肪	钾	维生素 C	不溶性膳食纤维
67.80 克	3.20 克	0.50 克	524.00 毫克	14.00 毫克	6.20 克
适宜年龄：1 岁以上					
这些孩子不宜吃：水肿、便秘的孩子					

鸡蛋

性平，味甘；归脾、胃、肾经

鸡蛋营养丰富全面，蛋清含有丰富的蛋白质；蛋黄则富含优质脂肪，还含有调节血脂、保护肝脏的卵磷脂，以及维生素、钙、锌、铁等营养素。

鸡蛋补脾和胃

鸡蛋含有丰富的优质蛋白质，孩子适量吃鸡蛋能够加速身体的新陈代谢，增强机体免疫力，孩子少生病，家长更安心。

提升免疫力，增强记忆力

鸡蛋中含有的多种维生素和矿物质，能够增强孩子机体的抵抗力和免疫力。另外，蛋黄中含有的卵磷脂，对大脑发育至关重要，孩子坚持每天吃鸡蛋有助于增强记忆力。

健脾吃法

鸡蛋有很多适合养脾的吃法，如炒、蒸、煮以及做汤羹等，爸爸妈妈可为孩子变着花样地做鸡蛋料理。

需要注意的是，很多孩子喜欢吃腌制的鸡蛋，虽然咸香可口，但营养价值却不及新鲜鸡蛋，因此，孩子尽量不吃腌制鸡蛋。此外，煎蛋好吃，但是营养的保有率不及煮蛋。

鸡蛋的营养价值与蛋壳的颜色没有关系，红壳、绿壳鸡蛋并不比白壳鸡蛋营养更丰富。

搭配食用更营养

鸡蛋 + 菠菜：护肝补脾

鸡蛋 + 韭菜：健脾胃、补肝肾

鸡蛋 + 桂圆：补气养血

鸡蛋 + 香椿：滋润肌肤

如何挑选鸡蛋

可对着阳光照一下，新鲜的鸡蛋能看出颜色微红、呈半透明状、蛋黄轮廓清晰。同时，手摸有粗糙感，轻摇无声。

健脾推荐菜

鸡蛋胡萝卜饼

原料： 胡萝卜 100 克，鸡蛋 2 个，面粉、盐各适量。

做法： ①胡萝卜洗净，切丝；鸡蛋打散。②碗中放全部食材，加油、盐拌成糊。③油锅烧热，倒面糊煎熟即可。

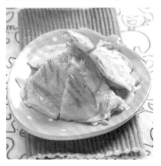

营养功效： 此饼具有补阴益血、补脾和胃的功效。

菠菜炒鸡蛋

原料： 菠菜 300 克，鸡蛋 2 个，姜末、盐各适量。

做法： ①鸡蛋搅匀；菠菜洗净，切段，焯烫。②油锅烧热，倒入鸡蛋炒熟，盛出。③锅中留油，下姜末爆香，加菠菜翻炒，放蛋块、盐炒匀即可。

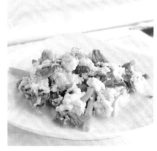

营养功效： 此道菜具有补血健脑的功效。

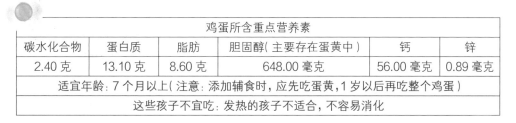

鸡蛋所含重点营养素					
碳水化合物	蛋白质	脂肪	胆固醇（主要存在蛋黄中）	钙	锌
2.40 克	13.10 克	8.60 克	648.00 毫克	56.00 毫克	0.89 毫克
适宜年龄：7 个月以上（注意：添加辅食时，应先吃蛋黄，1 岁以后再吃整个鸡蛋）					
这些孩子不宜吃：发热的孩子不适合，不容易消化					

鲫鱼

性平，味甘；归脾、胃、大肠经

鲫鱼含有丰富的蛋白质、维生素 A、钙、磷、铁等营养素，其含有的维生素 B_1、维生素 B_2、维生素 B_{12} 能够保护孩子的胃黏膜，预防胃炎。

鲫鱼健脾、利水祛湿

鲫鱼具有健脾开胃、利水祛湿的功效，适合脾胃虚弱、食少乏力，以及有呕吐、腹泻等症状的孩子食用。《本草纲目》中记载："诸鱼属火，唯鲫鱼属土。"由于脾也属土，因此，食用鲫鱼能够补脾。

补肾与补充优质蛋白质

鲫鱼在滋阴调理、补虚、养身、消除水肿，以及调理肾脏方面均有很好的功效，与山药一同蒸煮食用，还能够改善肾虚等症。另外，鲫鱼中含有的优质蛋白质有助于孩子生长发育。

健脾吃法

在日常生活中，最常见的一种鲫鱼做法就是搭配豆腐煮汤喝，能够起到健脾益胃、补虚的作用，还能增强抗病力，适合孩子食用。

实际上，适合鲫鱼的做法还有很多，比如，煮、炖、蒸等都是不错的选择。

搭配食用更营养

鲫鱼 + 山药：健脾利湿

鲫鱼 + 冬瓜：健脾利湿、清火

鲫鱼 + 黑木耳：温中补虚、利尿

如何挑选鲫鱼

选购鲫鱼尽量选择产自江、湖或者江湖支流的活水鱼，人工养殖的味道较差。优质鲫鱼反应敏捷，游动自如，体表有一层透明黏液，各部位无伤残。

健脾推荐菜

清汤鲫鱼

原料： 鲫鱼 1 条，葱白段、香菜末、姜片、盐各适量。

做法： ①鲫鱼处理干净。②油锅烧热，倒入葱白段、姜片，爆香，放入鲫鱼略煎，加水、盐，炖熟，放入香菜末即可。

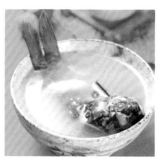

营养功效： 此道汤具有温中健脾的功效。

木耳清蒸鲫鱼

原料： 水发木耳 60 克，香菇 2 朵，鲫鱼 1 条，姜片、葱段、盐各适量。

做法： ①木耳洗净，撕成小朵；香菇洗净，切片。②鲫鱼处理干净后划花刀。③盘中放入全部食材和盐，蒸熟即可。

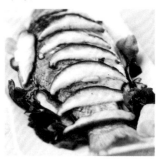

营养功效： 鲫鱼可健脾益胃；木耳则能够补肾与增强抵抗力。

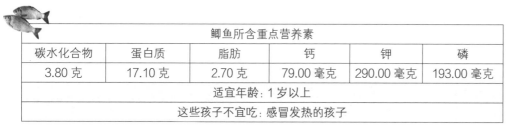

鲫鱼所含重点营养素					
碳水化合物	蛋白质	脂肪	钙	钾	磷
3.80 克	17.10 克	2.70 克	79.00 毫克	290.00 毫克	193.00 毫克
适宜年龄：1 岁以上					
这些孩子不宜吃：感冒发热的孩子					

鳜鱼

性平，味甘；归脾、胃、大肠经

鳜鱼又名桂鱼、鳌花鱼，其含有丰富的蛋白质、维生素、钙、钾、镁、硒等营养素，并且肉质鲜美、细嫩，能够补虚，还很好消化。

鳜鱼养脾、养胃、补气血

鳜鱼具有补气血、宜脾胃的功效，适合虚劳羸瘦、体倦乏力、食欲不振、脾胃虚弱的孩子食用。

防治营养不良与肥胖

鳜鱼肉质丰腴细嫩，味道鲜美可口，含有人体需要的多种氨基酸，是营养不良孩子的理想食物。

另外，鳜鱼是一种低热量的食物，并且含有丰富的抗氧化成分，除了具有细嫩皮肤的作用之外，还对减肥、防肥胖有帮助。鳜鱼含有丰富的钙、镁、磷、钾等矿物质，经常食用还可防治腿抽筋。

健脾吃法

清蒸与醋熘是比较适合鳜鱼的两种烹饪方式，能够促进孩子胃肠的消化与吸收。此外，红烧也是不错的烹饪选择。

需要注意的是，孩子体质如果比较寒湿，可以在制作菜肴时加入葱、姜，这样更利于脾胃健康。在处理鳜鱼时需注意，其背鳍上的棘刺要去除干净，被刺伤后易引起肿痛、发热、畏寒等症状，因此要小心处理。

搭配食用更营养

鳜鱼 + 红枣：益气养血

鳜鱼 + 红豆：健脾养胃

鳜鱼 + 豆腐：促进钙吸收

如何挑选鳜鱼

尽量选购活蹦乱跳，且鱼鳞完整、鱼鳃呈鲜红色的鳜鱼。如果没有活鱼，可用手按压，肉质较硬则比较新鲜。

健脾推荐菜

红烧鳜鱼

原料： 鳜鱼1条，葱末、姜末、蒜末、酱油、淀粉、盐各适量。

做法： ①鳜鱼处理干净，抹淀粉、盐腌制。②油锅烧热，放鱼略煎，倒入葱末、姜末、蒜末、酱油、盐与水，煮沸，鱼熟前勾芡即可。

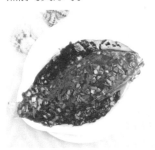

营养功效： 鳜鱼易于消化吸收，适合脾胃虚弱的孩子食用。

玫瑰党参鳜鱼

原料： 鳜鱼1条，党参末、玫瑰花、葱花、枸杞子、姜片、香菜叶、高汤、料酒、盐各适量。

做法： ①鳜鱼洗净切块，用淀粉抹匀。②油锅烧热，放葱花、姜片爆香，然后倒入余下全部材料，煮熟即可。

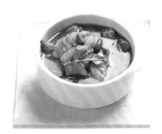

营养功效： 此菜有补虚劳、益脾胃的作用。

鳜鱼所含重点营养素					
蛋白质	脂肪	胆固醇	钙	硒	钾
19.90 克	4.20 克	124.00 毫克	63.00 毫克	26.50 微克	295.00 毫克
适宜年龄：1岁以上					
这些孩子不宜吃：哮喘、咳嗽的孩子					

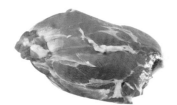

羊肉

性温，味甘；归脾、胃、肾经

羊肉营养价值高，含丰富的蛋白质，有助提升孩子免疫力，其含有的维生素 A 还能够保护胃肠黏膜，防止胃肠疾病发生。

羊肉暖脾胃、助消化

羊肉具有益气补虚、御寒保暖、温中暖肾、生肌增力等功效，适用于神疲乏力、腰腿疼痛的孩子食用。

祛寒好帮手

羊肉一直以来都被当作冬季进补的重要食物，寒冷的冬天常吃羊肉，能够起到益气补虚、驱除寒冷，以及促进血液循环的作用，有助于提升孩子的御寒能力，使孩子身体更强壮。

健脾吃法

羊肉无论是爆炒、煲汤，还是煎烧、做馅，都比较适合。

冬季吃羊肉可温胃、健脾、祛寒。

夏季不宜多吃羊肉，以免上火，使肺胃蕴热。

需要注意的是，在烹调羊肉时一定要烧透、烧熟，否则在胃中不易消化，反而会加重孩子脾胃负担，起不到应有的作用。

此外，患有肝病、急性肠炎或其他感染性疾病的病人也不宜食用羊肉。

搭配食用更营养

羊肉 + 白萝卜：补虚益气、健胃消食

羊肉 + 豆腐：温阳补肾

羊肉 + 带皮姜：散火除热

羊肉 + 豆腐：祛痰利水

如何挑选羊肉

新鲜的羊肉肉色鲜红而均匀，有光泽，肉质细且紧实，有弹性，外表略干，不粘手，且气味新鲜，没有其他异味。

健脾推荐菜

羊肉山药粥

原料： 羊肉、山药各 50 克，大米 60 克，姜片、盐各适量。

做法： ①羊肉洗净，切片；山药洗净，去皮，切小块；大米洗净。②锅中放全部食材，加水煮熟，去姜片，加盐调味即可。

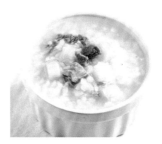

营养功效： 此粥具有益气补虚、温中暖下的功效。

胡萝卜烧羊肉

原料： 羊肉、胡萝卜各 100 克，姜片、酱油、料酒、盐各适量。

做法： ①胡萝卜洗净，切片；羊肉洗净，切块。②油锅烧热，放胡萝卜、羊肉、姜片翻炒，加料酒、酱油、盐、水，烧至羊肉熟烂即可。

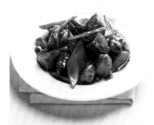

营养功效： 此道菜具有祛寒、助消化的功效。

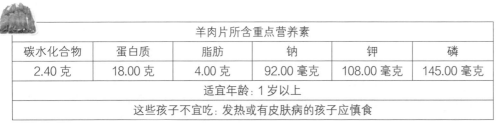

羊肉片所含重点营养素					
碳水化合物	蛋白质	脂肪	钠	钾	磷
2.40 克	18.00 克	4.00 克	92.00 毫克	108.00 毫克	145.00 毫克
适宜年龄：1 岁以上					
这些孩子不宜吃：发热或有皮肤病的孩子应慎食					

猪肚

性温，味甘、微酸；归脾、胃经

猪肚含有多种营养素，包括蛋白质、脂肪、维生素，以及铁、钙、磷等，这些营养物质均对改善孩子脾胃虚损有不错的效果。

猪肚补虚健脾胃

中医认为猪肚具有补虚损、健脾胃的功效，对于脾胃虚弱、气短消瘦、胃下垂、食少便溏、小便频繁等症，均有一定的疗效。

猪肚是补脾的重要食疗食材，孩子脾胃好了，才能够中气足，身体壮。对于脾胃虚引发腹泻、尿频或者遗尿的孩子来说，适量食用猪肚，利于健康。

既补气又治水泻

孩子如果身体比较虚弱，可以选择用猪肚煨煮烂熟服食，具有不错的补气效果。

另外，猪肚治疗水泻的效果不错。《朱氏集验方》中记载，将蒜瓣放入洗净的猪肚中，入锅煮至猪肚软烂，将猪肚连同蒜瓣一同捣成膏状，同平胃散一同服用，可治水泻。

健脾吃法

煮食、炒食、凉拌，或是炖汤食用都是不错的选择，而且猪肚中所含的有助于消化的活性物质，可保护孩子的胃黏膜。

搭配食用更营养

猪肚 + 高粱：健脾益胃

猪肚 + 大蒜：温中和胃

猪肚 + 莲子：补虚健脾

猪肚 + 金针菇：健脾消食

如何挑选猪肚

一看颜色，好猪肚的颜色应为白色，略带浅黄色；二看胃壁与胃底部有无血块，或坏死的组织；三闻味道，不要有臭味或其他异味。

健脾推荐菜

笋片炒猪肚

原料：熟猪肚片150克，青椒片、红椒片、笋片各50克，葱末、酱油、盐各适量。

做法：①油锅烧热，放葱末炒香。②再放余下食材炒熟，倒酱油、盐调味即可。

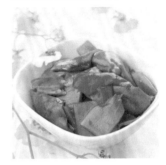

营养功效：此道菜具有益气补虚的功效。

槐花猪肚汤

原料：猪肚200克，木耳、槐花、香油、盐各适量。

做法：①猪肚用盐擦洗，去除黏液，洗净，切块；木耳泡发，去蒂。②锅中放入全部食材，煮至猪肚软熟，加盐调味，出锅时淋上香油即可。

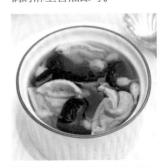

营养功效：此汤具有健脾养胃、补脑益智的功效。

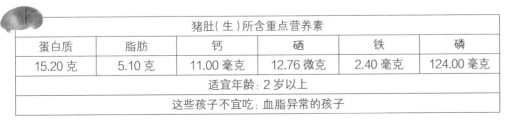

猪肚（生）所含重点营养素					
蛋白质	脂肪	钙	硒	铁	磷
15.20克	5.10克	11.00毫克	12.76微克	2.40毫克	124.00毫克
适宜年龄：2岁以上					
这些孩子不宜吃：血脂异常的孩子					

草莓

性凉，味甘；归脾、肝经

草莓也被称为洋莓、红莓，其含有丰富的维生素、果糖、柠檬酸、苹果酸、胡萝卜素与矿物质等，可促进孩子生长发育。

草莓健脾生津

草莓具有润肺生津、健脾和胃的功效，饭后吃几颗草莓，有助于孩子健脾开胃、益气生津。

保护血管，辅助降糖

草莓中含有的膳食纤维和果胶，能够促进孩子肠道蠕动，起到润肠通便的作用，而且草莓含有丰富的矿物质与维生素，具有辅助降糖的功效。草莓的热量低，食用后不会造成血糖值快速升高，不会增加胰腺的负担。

健脾吃法

草莓的热量比较低，口感好，孩子大多比较喜欢吃。草莓可以做成沙拉、草莓酱、蛋糕、茶饮等，也可直接食用。

需要注意的是，在洗草莓时，应将其放在流动的水中，而且洗前不要摘除果蒂，易导致维生素 C 流失。在洗草莓之前，可用淡盐水浸泡 5 分钟左右（不要泡太久），尽量清除细菌等微生物。

✚ 搭配食用更营养

草莓 + 酸奶：健脾养胃

草莓 + 蜂蜜：润肠通便

草莓 + 牛奶：补气养血

如何挑选草莓

优质草莓个儿大，洁净，无虫咬，无腐烂斑块，果肉硬，色泽淡红。但一些草莓色鲜个儿大，中间是空心，这有可能是种植过程中滥用激素导致的，不宜多吃。

健脾推荐菜

草莓蜜茶

原料： 草莓 100 克，蜂蜜适量。

做法： ①草莓洗净，去蒂，放入淡盐水中浸泡，捞出，捣成糊状，盛入碗中。②调入蜂蜜，拌匀，加冷开水冲泡，放入冷藏室，即取即饮即可。

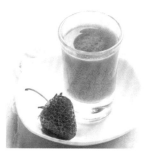

营养功效： 此茶具有润肺利肠、补虚养血的功效。

草莓鲜果沙拉

原料： 酸奶 100 毫升，草莓 200 克，苹果半个，香蕉半根，蜂蜜适量。

做法： ①草莓、苹果洗净，切块，放入碗中。②香蕉去皮，切段，放入碗中。③倒入酸奶、蜂蜜，拌匀即可。

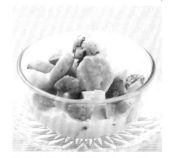

营养功效： 此沙拉具有强脾健胃的功效。

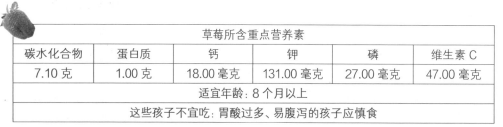

草莓所含重点营养素					
碳水化合物	蛋白质	钙	钾	磷	维生素 C
7.10 克	1.00 克	18.00 毫克	131.00 毫克	27.00 毫克	47.00 毫克
适宜年龄：8 个月以上					
这些孩子不宜吃：胃酸过多、易腹泻的孩子应慎食					

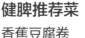

香蕉

性寒，味甘；归脾、胃经

香蕉含有多种维生素，如维生素 B_2 能够促进孩子生长与发育，维生素 A 能够增加机体对疾病的抵抗力。

香蕉润肠通便、健脾

香蕉具有润肠通便、健脑益智、清热解毒、健脾胃的功效，适用于缓解和治疗便秘、干渴、发热、皮肤生疮等。另外，香蕉有助于促进胃黏膜细胞生成，修复胃壁，预防胃溃疡形成。

缓解瘙痒症，静心安神

香蕉皮中含有的蕉皮素，有助于改善手癣、体癣引起的皮肤瘙痒。香蕉中含有的酪氨酸与色氨酸，具有静心安神的作用，适合孩子食用。

另外，香蕉含有丰富的蛋白质、碳水化合物、维生素 C、钾、镁等，可以为身体补充丰富的营养素，帮助提高记忆力。

健脾吃法

香蕉的吃法有很多，可以直接生食，也可以做成沙拉或者甜品食用。

需要注意的是，拔丝香蕉虽然口味受孩子欢迎，但因糖分过高，孩子应尽量少食。一般应在饱腹状态下吃香蕉，空腹不宜多吃，因为香蕉中含有丰富的镁，会导致体液中血镁增加，减缓局部血液循环，进而致使代谢物不能及时排出。

搭配食用更营养

香蕉 + 银耳：润肺、养胃、健脾

香蕉 + 大米：润肠通便

香蕉 + 酸奶：营养更全面

如何挑选香蕉

一看外表，外表金黄说明熟得较好；二摸香蕉皮，成熟的香蕉摸起来有质感、厚实，如果没熟透，则会比较硬。

健脾推荐菜

香蕉豆腐卷

原料：香蕉、豆腐丁各 90 克，芹菜末 20 克，豆腐皮、盐各适量。

做法：①碗中放香蕉、豆腐、芹菜、盐拌匀。②馅放豆腐皮中卷紧，放锅中蒸熟即可。

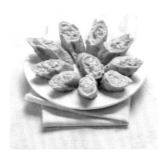

营养功效：此道菜具有益气补虚的功效。

牛奶香蕉芝麻糊

原料：牛奶 250 毫升，香蕉 1 根、玉米面、熟芝麻各适量。

做法：①锅中倒入牛奶，开小火，加入玉米面，煮至熟透。②香蕉剥皮，用勺子碾碎，放入牛奶糊中，撒上熟芝麻即可。

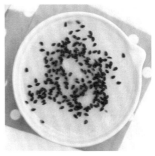

营养功效：有助于孩子放松，对睡眠有一定好处。

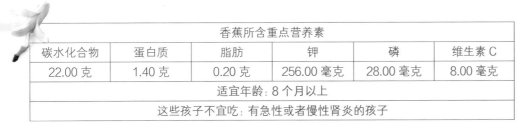

香蕉所含重点营养素					
碳水化合物	蛋白质	脂肪	钾	磷	维生素 C
22.00 克	1.40 克	0.20 克	256.00 毫克	28.00 毫克	8.00 毫克
适宜年龄：8 个月以上					
这些孩子不宜吃：有急性或者慢性肾炎的孩子					

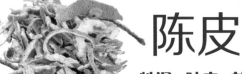

陈皮

性温，味辛、苦；归肺、脾经

陈皮中含有的 B 族维生素，有助于保护孩子的胃黏膜；含有的柠檬烯，能够刺激消化液分泌，有助于消化。

陈皮健脾理气

陈皮具有理气、调中、燥湿的功效，适合脘腹胀满、呕吐、消化不良、嗳气、气逆等症。陈皮是缓解气实痰滞的必备食材，可以祛脾湿、理肺气、泻膀胱燥热，从而达到化痰的目的。陈皮对治疗咳嗽、多痰也很有帮助。

驱寒的同时缓解腹痛

陈皮能够和中健胃，防治因胃寒引起的呕吐、恶心等症。

另外，陈皮含有以柠檬苷与苦味素为代表的"柠檬苦素"，其味平和，易溶于水，有助于食物消化，能够消除腹部胀满，缓解由此引起的腹部疼痛。

健脾吃法

在炖煮猪肉、牛肉或者煮肉汤时放入一些陈皮丝，能够有效减轻肉的油腻感，

不仅能够开胃，还利于孩子的胃肠消化吸收。

如果孩子因胃寒而感到恶心、呕吐，可以将陈皮与姜一起煎水服用，能起到很好的暖胃作用。

＋ 搭配食用更营养

陈皮＋鸭肉：滋阴补脾

陈皮＋鸡肉：健脾理气

陈皮＋山楂：消食开胃、理气

如何挑选陈皮

一看颜色，一般来讲，颜色较浅的为年份短的陈皮，颜色较深的为多年陈皮；二掰，若陈皮较脆，可轻松掰断，则为品质较好的陈皮。

健脾推荐菜

陈皮胡萝卜炒瘦肉丝

原料：胡萝卜、猪瘦肉各 100 克，陈皮丝、料酒、盐各适量。

做法：①胡萝卜、猪瘦肉洗净，切丝。②油锅烧热，放肉丝炒香，放胡萝卜丝、陈皮，炒熟后倒料酒、盐炒匀即可。

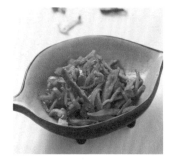

营养功效：此道菜开胃消滞，对因上火引起的消化不良有缓解作用。

陈皮姜粥

原料：大米 50 克，生姜、陈皮各适量。

做法：①陈皮、生姜洗净，切丝；大米洗净。②将三者一同放入锅中，加水，大火煮开，转小火慢煮成粥即可。

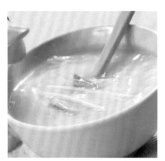

营养功效：生姜、陈皮具有养胃、健脾的功效。

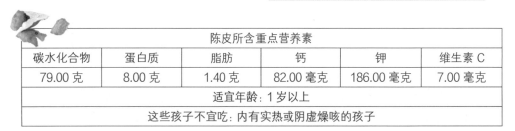

陈皮所含重点营养素					
碳水化合物	蛋白质	脂肪	钙	钾	维生素 C
79.00 克	8.00 克	1.40 克	82.00 毫克	186.00 毫克	7.00 毫克
适宜年龄：1 岁以上					
这些孩子不宜吃：内有实热或阴虚燥咳的孩子					

芡实

性平，味干；归脾、肾经

芡实也称被为鸡头米，现代营养学认为，其含有丰富的蛋白质、胡萝卜素、维生素 C 等营养素，能够起到健脾益胃的作用。

芡实补脾止泻

芡实具有健脾、祛湿止泻、强身健体的功效，对脾虚久泻、小便不禁、慢性腹泻等症状有很好的缓解作用。

提升免疫力

芡实含有丰富的淀粉、蛋白质、脂肪和丰富的钙、镁、钠、硒等多种矿物质元素，丰富的营养有助于满足孩子日常发育所需。另外，其中富含的硒元素具有抗癌、提升人体免疫功能的作用，有助于提高孩子的防病能力。

健脾吃法

芡实是一种用于煮粥、煮汤、烧菜的佐料，除此之外，还能够磨成粉，用于制作糕点，这对改善脾胃虚弱导致的腹泻有一定的帮助。

需要注意的是，芡实性涩滞气，一次不可以吃过多，否则难以消化，更不利于孩子的脾胃健康。

一般来讲，严重便秘、消化不良的孩子最好不要吃芡实，以防加重症状，不利于消化系统的健康。

搭配食用更营养

芡实 + 茯苓：补虚损、益脾胃

芡实 + 莲子：健脾止泻

芡实 + 山药：补脾胃

芡实 + 猪肉：清凉滋补

如何挑选芡实

一看形状，好芡实应圆整无破损，大小均匀；二看色泽，色泽白亮的芡实，一般质地比较糯，如果颜色很白但无光泽，则质地多较硬。

健脾推荐菜

莲子芡实粥

原料：大米 50 克，莲子 15 克，核桃仁、芡实各 20 克。

做法：①大米洗净后浸泡。②将莲子、核桃仁、芡实放入榨汁机中，打碎后连同大米倒入锅中，加水煮成粥即可。

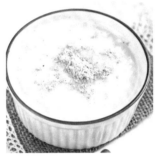

营养功效：此粥具有益肾养心、清火的功效。

芡实茯苓糕

原料：芡实粉、山药粉、莲子粉各 10 克，茯苓粉 5 克，大米粉 300 克，白糖适量。

做法：①将上述所有粉与白糖混匀，加水，揉成团。②将团搓成块状，上笼，隔水蒸至熟透，盛出切块即可。

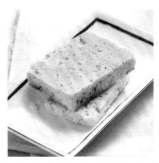

营养功效：此糕具有补虚损、益脾胃的功效。

芡实（干）所含重点营养素					
碳水化合物	蛋白质	脂肪	钙	钾	维生素 B$_1$
79.60 克	8.30 克	0.30 克	37.00 毫克	60.00 毫克	0.30 毫克
适宜年龄：1 岁以上					
这些孩子不宜吃：食运不化、大小便不利的孩子					

养胃 20 种食材

胃作为人的后天之本，是为身体提供营养的，因此胃部的健康非常重要。下面将介绍 20 种有益于胃部健康的食材，让孩子吃出一个好胃，养出一个好胃。

小米

性凉，味甘咸；归脾、胃、肾经

小米也叫粟米，是我国古代的五谷之一。营养专家认为小米是"保健米"，富含碳水化合物、色氨酸及多种维生素等营养物质。

小米养胃健脾

小米具有健脾和中、除热止泻的功效，对消化不良、反胃、呕吐、腹泻等脾胃虚弱症状有比较不错的改善作用。

和胃，助睡眠

小米富含维生素 B_1 和维生素 B_{12}，具有健胃消食，防止反胃、呕吐的功效。此外，小米富含色氨酸，能够提升孩子睡眠质量。

养胃吃法

小米可以煮粥、做成二米饭，也可以做菜，如小米蒸排骨，还可直接炒食。小米煮粥时，最好煮得稠一点，这样能避免大量水分冲淡胃液，影响消化，更利于胃部健康。

搭配食用更营养

小米 + 冬瓜：养胃利尿

小米 + 绿豆：开胃清火气

小米 + 燕麦：营养更全面

如何挑选小米

新小米颜色微黄、色泽鲜艳，没有陈米的霉味；如果是陈米，色泽会比较暗淡。

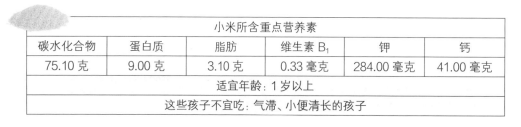

小米所含重点营养素					
碳水化合物	蛋白质	脂肪	维生素 B_1	钾	钙
75.10 克	9.00 克	3.10 克	0.33 毫克	284.00 毫克	41.00 毫克
适宜年龄：1 岁以上					
这些孩子不宜吃：气滞、小便清长的孩子					

养胃推荐菜

二米饭

原料： 小米、大米各 50 克。

做法： ①小米、大米淘洗干净。②将两种米放入电饭锅中，加水，按"煮饭"键煮熟即可。

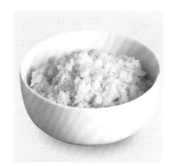

营养功效： 此饭具有健脾养胃、降脂减肥的功效。

炒小米饭

原料： 小米饭 100 克，韭菜 50 克，鸡蛋 1 个，盐适量。

做法： ①鸡蛋打散；韭菜洗净，切段。②油锅烧热，倒蛋液，凝固后倒韭菜、小米饭炒熟，加盐调味即可。

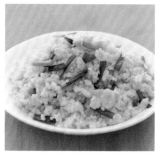

营养功效： 炒小米饭除养胃外，还能够预防便秘。

土豆

性平，味甘；归胃、大肠经

土豆又名马铃薯、洋芋，其富含淀粉，食用后饱腹感会比较强。另外，土豆含有抗菌成分，能够防治胃溃疡，且不会产生副作用。

土豆养胃助消化

中医认为土豆具有和胃调中、健脾益气、通利大便的功效，可有效缓解消化不良、胃肠不和、脾胃虚弱等症状。

调节情绪，降尿酸

土豆富含锌、钾、铁、维生素等营养素，有助于调节情绪，缓解孩子焦虑不安、灰心丧气等负面情绪。

土豆作为一种低嘌呤食物，是防治痛风的理想食物，除了能够促进体内尿酸排出之外，还适合偏胖、尿酸偏高的孩子食用。

养胃吃法

土豆可当主食食用，也可制作成菜肴。土豆的吃法有很多，而且很多都是比较养脾胃的，比如炒、炖、凉拌，以及蒸、煮。

需要注意的是，油炸的做法不适合养脾胃，比如炸薯条、薯片最好不要让孩子多吃，以免增加脾胃的负担。土豆比较容易产气，腹胀、腹痛的孩子最好不要食用，以免加重症状，不利于痊愈。

搭配食用更营养

土豆 + 苹果：健脾消食

土豆 + 四季豆：促进胃肠蠕动

土豆 + 牛肉：保护胃黏膜

如何挑选土豆

挑选形状规整、皮薄光滑、芽眼较浅、肉质细密的土豆；不可选发芽或者发霉（此类土豆中龙葵素含量高，对人体有害）的土豆。

养胃推荐菜

醋熘土豆丝

原料：土豆200克，生抽、醋、盐各适量。

做法：①土豆洗净，去皮，切丝，放入水中浸泡。②油锅烧热，放入土豆丝翻炒至熟，加生抽、醋、盐调味即可。

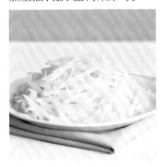

营养功效：此道菜比较开胃，适合胃口不好的孩子食用。

孜然土豆丁

原料：土豆200克，孜然、黑胡椒粉、黑芝麻、盐各适量。

做法：①土豆洗净，去皮，切丁。②油锅烧热，放入土豆丁翻炒至变软，调入孜然、黑胡椒粉、黑芝麻、盐，炒匀即可。

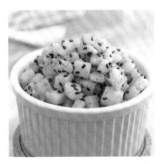

营养功效：此菜能刺激孩子食欲，让孩子胃口大开。

土豆所含重点营养素					
碳水化合物	蛋白质	脂肪	钾	磷	维生素 C
17.80 克	2.60 克	0.20 克	347.00 毫克	46.00 毫克	14.00 毫克
适宜年龄：6 个月以上					
这些孩子不宜吃：腹胀、腹痛的孩子					

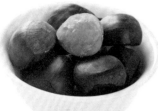

栗子

性温，味甘；归脾、胃、肾经

栗子又名板栗，其富含不饱和脂肪酸和多种维生素，含有的维生素 B_2 对口腔溃疡、口舌生疮有辅助治疗作用。

🩺 栗子养胃、固肠止泻

栗子味甘，具有健脾益气、厚补胃肠、活血止血的功效，适用于缓解脾胃虚寒引起的慢性腹泻、恶心呕吐，对外伤骨折、皮肤生疮等也有不错的补益作用。

🛡 补肾脏，促进铁吸收

栗子具有补肾强筋、活血止血的功效，适用于肾虚引起的小便过多等症。另外，栗子富含维生素 C，能够将身体难以吸收的三价铁还原为易于吸收的二价铁。

栗子富含维生素 B_2 和维生素 C，对口腔溃疡有很好的食疗效果。

🍴 养胃吃法

栗子虽然可以生吃，而且比较香甜，但由于生食比较难消化，且熟食更有益脾胃，所以栗子更适合做成菜品、糕点、小吃等。

需要注意的是，熟栗子吃多比较容易滞气，因此，吃栗子应适量，且要细嚼慢咽，这样更利于孩子脾胃健康。

➕ 搭配食用更营养

栗子 + 大枣：养胃益气

栗子 + 薏米：利湿止泻

栗子 + 白菜：营养更丰富

栗子 + 鸡肉：健脾胃又补肾

如何挑选栗子

一摇，用手摇，如果有声则表明果肉已干硬，不新鲜；二看，外壳鲜红带褐、紫色，颗粒光泽，一般会比较好。

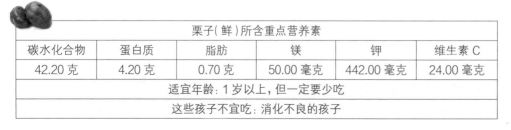

栗子（鲜）所含重点营养素					
碳水化合物	蛋白质	脂肪	镁	钾	维生素 C
42.20 克	4.20 克	0.70 克	50.00 毫克	442.00 毫克	24.00 毫克
适宜年龄：1 岁以上，但一定要少吃					
这些孩子不宜吃：消化不良的孩子					

养胃推荐菜

栗子扒白菜

原料：干净白菜片 200 克，去壳栗子 80 克，葱花、水淀粉、盐各适量。

做法：①油锅烧热，放葱花炒香。②放白菜、栗子，熟后用水淀粉勾芡，加盐调味即可。

营养功效：此菜有健脾、养胃、益气的功效。

栗子红薯排骨汤

原料：去壳栗子 100 克，红薯块 50 克，排骨块 300 克，红枣 2 颗，姜片、料酒、盐各适量。

做法：①去壳栗子、红薯块、排骨块、红枣洗净。②锅中放入全部食材，加水，煮沸，放料酒，煮至食材全熟，加盐调味，盛出即可。

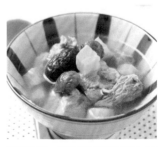

营养功效：此汤益脾胃的同时，还能够为孩子补充所需蛋白质。

白萝卜

性凉，味甘、辛；归脾、肺经

白萝卜中的淀粉酶和膳食纤维能够促进食物中的淀粉消化，可防治胃肠道食物积滞与胀气，具有增强食欲、促进消化的作用。

白萝卜促进胃肠蠕动

白萝卜能促进胃肠蠕动，消食顺气、利尿止渴、补虚治喘的效果不错，适用于有胸闷气喘、食积胀满、痢疾的孩子食用。

满足肥胖孩子减重需求

白萝卜含有的芥子油和膳食纤维，能够帮助有减肥需求的孩子减体重，而且其含水分较多，热量也比较低，易产生饱腹感，利于孩子减重。

白萝卜中的淀粉酶、氧化酶可以分解食物中的脂肪和淀粉，促进脂肪代谢，降低血液中胆固醇和脂肪的含量。

养胃吃法

适合白萝卜的做法有很多，炖、煮、炒、拌等，白萝卜既能够生吃，也可熟食，但白萝卜的特点是生食产气，熟食顺气。

需要注意的是，白萝卜的理气作用强，所以不宜和人参一同食用。白萝卜性偏凉而利肠，患有腹泻的孩子应慎吃或少吃。

搭配食用更营养

白萝卜 + 豆腐：促进消化吸收

白萝卜 + 大米：消食利膈

白萝卜 + 梨：润肺、清热、化痰

白萝卜 + 姜：散寒、止咳

如何挑选白萝卜

摸一摸白萝卜的外皮，表面光滑的较好；掂一掂分量，同样体积的，重的白萝卜较好；看一看颜色，米白色比较好，如果特别白，可能是经过了漂白处理。

养胃推荐菜

白萝卜炒牛肉丝

原料：牛肉丝 100 克，白萝卜丝 150 克，葱花、生抽、淀粉、盐各适量。

做法：①牛肉丝中放淀粉、生抽抓匀。②油锅烧热，倒入全部食材，加盐炒熟即可。

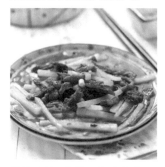

营养功效：此菜具有滋养脾胃、强健筋骨的功效。

白萝卜粥

原料：白萝卜丝 100 克，大米 120 克。

做法：①大米洗净。②锅中倒入大米与水，大火煮沸，转小火熬煮。③待粥快熟时，放入白萝卜丝，略煮片刻。

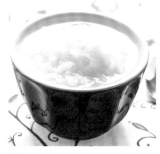

营养功效：此粥具有顺气、理气的功效。

白萝卜所含重点营养素					
碳水化合物	蛋白质	维生素 B_1	维生素 C	钾	钙
4.00 克	0.70 克	0.02 毫克	19.00 毫克	167.00 毫克	47.00 毫克
适宜年龄：6 个月以上					
这些孩子不宜吃：脾虚腹泻的孩子					

银耳

性平，味甘、淡；归肺、胃、肾经

银耳含有多种营养素，主要包括蛋白质、碳水化合物、膳食纤维、钙、镁、铁等。另外，银耳中含有的磷脂具有健脑安神的功效。

银耳开胃清肠、养阴润燥

银耳既有补脾开胃的功效，又有益气清肠、滋阴润肺的功效。对于气血不足、易生病的孩子而言，喝些银耳汤能够养脾补气，增强免疫力，慢慢改善体质。

润肤且能提升孩子免疫力

银耳富含膳食纤维和胶质，具有滋阴作用，对皮肤角质层有良好的滋养作用，使皮肤富有弹性，光滑明亮，是孩子天然的润肤食品。

银耳中含有的银耳多糖，能够提升孩子机体的免疫力，让孩子身体更强壮，个子长得更高，脾胃更健康。

养胃吃法

银耳可以凉拌、做汤、煮粥等。银耳要泡发完全，煮至完全熟烂，吃的时候应当细嚼慢咽，这样不仅对胃肠消化吸收有利，而且还能够避免肠梗阻。

需要注意的是，隔夜的银耳不要给孩子吃，因为在细菌的分解下，其所含的硝酸盐会还原成致癌物亚硝酸盐。如果孩子患有风寒感冒，最好不要吃银耳。

搭配食用更营养

银耳 + 冰糖：养胃生津

银耳 + 大枣：益气补血

银耳 + 雪梨：润肺止咳

如何挑选干银耳

看外观，好的银耳形状圆整，朵大而松散，肉肥厚，色泽乳白，略带黄色。同时还要看手感，优质的握一握扎手，耳片不易破碎。

养胃推荐菜

银耳羹

原料：泡发银耳100克，黄桃块、草莓块、水淀粉、核桃仁各适量。

做法：①锅中倒银耳、水，边煮边加水淀粉。②取碗倒入银耳汤，放余下食材拌匀即可。

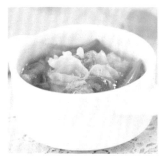

营养功效：此羹有健脾、养胃、益气的功效。

银耳拌豆芽

原料：绿豆芽、泡发银耳、青椒丝各100克，香油、盐各适量。

做法：①银耳去蒂洗净，掰小朵；绿豆芽洗净，与青椒丝、银耳一同焯熟，捞出。②将全部食材放入盘中，倒入香油、盐，拌匀。

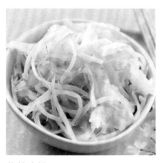

营养功效：银耳含有银耳多糖，能够增强孩子免疫力。

银耳（干）所含重点营养素					
碳水化合物	蛋白质	钠	钙	钾	不溶性膳食纤维
67.30 克	10.00 克	82.10 毫克	36.00 毫克	1588.00 毫克	30.40 克
适宜年龄：1岁以上					
这些孩子不宜吃：风寒感冒、湿热生痰、咳嗽的孩子					

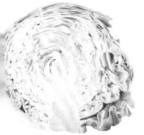

圆白菜

性平，味甘；归胃、大肠经

圆白菜又名卷心菜，其含有的维生素 U，能够加速创面愈合，对溃疡有不错的治疗效果，而且热量比较低，适合超重的孩子食用。

圆白菜防治消化不良

中医认为，圆白菜具有润脏腑、益心力、利脏器等功效，对脾胃虚弱引起的消化不良、胃脘疼痛有很好的食疗效果，孩子可适量食用。

助睡眠

圆白菜能够润肺脏、益心力、壮筋骨，对失眠、多梦易醒、睡眠质量不佳有很好的食疗效果。圆白菜是一种低嘌呤食物，维生素和钾的含量丰富，既能够减少尿酸的生成，又利于尿酸的溶解和排泄，适合患有痛风或尿酸偏高的孩子食用。

养胃吃法

腌制的圆白菜含有丰富的乳酸，能够促进消化酶的活化，有健胃消食的功效。但是，腌制的圆白菜含盐量比较高，给孩子食用之前最好用水冲洗一下。

圆白菜清脆可口，凉拌也是比较不错的一种选择。除此之外，炖、煮、炒均是适合圆白菜的吃法。

需要注意的是，圆白菜含有丰富的膳食纤维，因此，患有腹泻、胃炎、肠炎，以及胃肠出血的孩子不宜食用。

➕ 搭配食用更营养

圆白菜 + 醋：开胃消食

圆白菜 + 黑木耳：养胃润肠

圆白菜 + 胡萝卜：健脑益胃

如何挑选圆白菜

一般来讲，同样体积的圆白菜，分量重、摸起来较硬的会比较新鲜。也可看一看圆白菜的根部，根部颜色淡绿偏向白色的比较新鲜，如果根部已经枯萎、腐烂，则不要买了。

养胃推荐菜

圆白菜炒鸡蛋粉丝

原料：圆白菜丝 200 克，鸡蛋 1 个，粉丝 20 克，蒜末、生抽、盐各适量。

做法：①粉丝泡软；鸡蛋打散炒熟。②油锅烧热，放蒜末炒香，放余下食材，调入盐和生抽，炒熟即可。

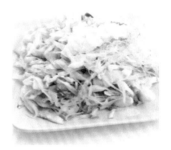

营养功效：此菜不仅能够养胃，而且营养也比较丰富、全面。

圆白菜牛奶羹

原料：圆白菜 100 克，牛奶 200 毫升，菠菜、面粉、黄油、盐各适量。

做法：①菠菜、圆白菜洗净，切碎。②黄油入锅，待融化后放面粉，炒匀，加所有食材同煮，加盐调味即可。

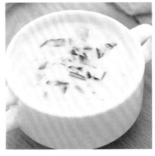

营养功效：此羹营养丰富且易消化，适合孩子食用。

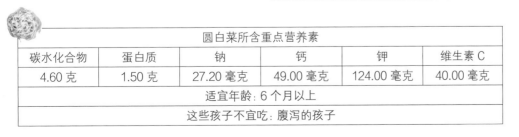

圆白菜所含重点营养素					
碳水化合物	蛋白质	钠	钙	钾	维生素 C
4.60 克	1.50 克	27.20 毫克	49.00 毫克	124.00 毫克	40.00 毫克
适宜年龄：6 个月以上					
这些孩子不宜吃：腹泻的孩子					

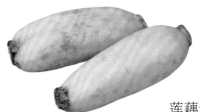

莲藕

生性寒、熟性温，味甘；归心、脾、胃经

莲藕含有黏蛋白——一种糖类蛋白质，能够促进蛋白质和脂肪的消化，有助于减轻胃肠负担，对脾胃有很好的养护作用。

莲藕能止泻健胃

莲藕可健脾止泻，增进食欲，促进消化，有利于胃纳不佳、食欲缺乏的孩子恢复健康。

止血与降胆固醇

莲藕生食具有益气止血的功效，适用于热病引起的咯血、吐血、鼻出血等症；熟食则有养血生肌、开胃消食、健脾止泻的功效。

莲藕是低热量食物，同时富含膳食纤维，能促进胃肠蠕动，因而能有效控制体重，有助于降低胆固醇水平。

养胃吃法

清炒、凉拌、炖汤、煮粥等都是适合莲藕的做法，且对胃有益处；还可购买藕粉，用水冲饮，具有健胃、止泻的作用。

需要注意的是，莲藕生食性寒，因此，不宜让孩子生吃莲藕，即便是凉拌莲藕，也应焯烫煮熟后再食用，这样比较利于孩子脾胃健康。如果冷吃，也不应过量，否则容易引起肠胃不适，导致肠损伤和溃疡，出现腹痛、腹泻、消化不良等症。

搭配食用更营养

莲藕 + 百合：健脾润肺

莲藕 + 姜：清热、健脾、利胃

莲藕 + 猪肉：健胃壮体

如何挑选莲藕

新鲜未经漂白的莲藕表面干燥，表皮微微发黄，断口处常会闻到一股清香味，吃起来有甜味。如果莲藕孔中出现红色或茶色黏液，则莲藕不新鲜了，不建议食用。

养胃推荐菜

莲藕桃仁汤

原料： 莲藕150克，桃仁10克，盐适量。

做法： ①莲藕洗净，切片；桃仁去皮，洗净，碾碎。②锅中放入莲藕、桃仁，加水，煮至食材全熟，加盐调味即可。

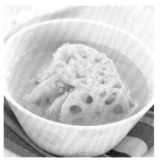

营养功效： 莲藕含有丰富的膳食纤维，可有效防治孩子便秘。

红豆莲藕粥

原料： 莲藕50克，大米100克，红豆20克。

做法： ①红豆洗净，提前一天浸泡。②莲藕洗净，切片；大米洗净。③将所有食材放入锅中，注入清水，煮至粥成即可。

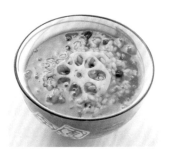

营养功效： 此粥具有健脾止咳、养心和血的功效。

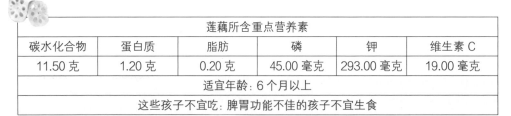

莲藕所含重点营养素					
碳水化合物	蛋白质	脂肪	磷	钾	维生素C
11.50 克	1.20 克	0.20 克	45.00 毫克	293.00 毫克	19.00 毫克
适宜年龄：6 个月以上					
这些孩子不宜吃：脾胃功能不佳的孩子不宜生食					

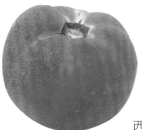

西红柿

性凉，味甘、酸；归胃、肝经

西红柿生吃可以补充维生素 C，熟食则能够补充抗氧化剂，且外观漂亮，很多孩子比较喜欢。

西红柿健胃消食

西红柿性凉，可养阴生津、健脾养胃、平肝清热，适用于热病伤阴引起的食欲不振、胃热口渴等症。

抗氧化，防便秘

西红柿中的番茄红素具有独特的抗氧化能力，能够清除人体内导致衰老和疾病的自由基，而且西红柿中含有的膳食纤维能够润肠通便，帮助消化，对孩子的肠胃比较好，还能够防治便秘。

另外，西红柿中含有的苹果酸、柠檬酸等有机酸，能够增加胃酸浓度，调整胃肠功能。

养胃吃法

食用西红柿时可以按照品种选择烹调方式，红色西红柿，脐小肉厚，生吃、炒熟均可，也可以加工成番茄酱、西红柿汁；黄色西红柿，果肉厚，肉质面沙，生吃味道比较淡，宜熟食。

需要注意的是，未成熟的西红柿不能吃，因其含有生物碱，吃后会感到苦涩，吃得过多还会出现中毒现象。

搭配食用更营养

西红柿 + 菜花：补脾和胃

西红柿 + 豆腐：温补脾胃

西红柿 + 芹菜：清热利湿

西红柿 + 山楂：健脾消食

如何挑选西红柿

以颜色橙红或粉红，形状浑圆，蒂部圆润，表皮有白色沙点的西红柿为佳。不宜挑选拿起分量轻或者有棱角、带尖或底部很高的西红柿。

养胃推荐菜

西红柿炒菜花

原料：菜花块 200 克，西红柿块 150 克，盐适量。

做法：①油锅烧热，放入西红柿块，炒至呈酱状。②放入菜花炒熟，加盐调味即可。

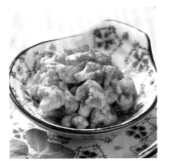

营养功效：此菜有助于预防慢性胃炎。

凉拌西红柿

原料：西红柿 200 克，白糖适量。

做法：①洗净西红柿，切成薄厚相当的片状，装盘。②食用前撒上白糖即可。

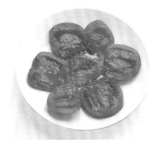

营养功效：西红柿生吃能够为孩子补充所需维生素 C。

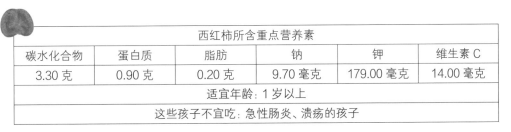

西红柿所含重点营养素					
碳水化合物	蛋白质	脂肪	钠	钾	维生素 C
3.30 克	0.90 克	0.20 克	9.70 毫克	179.00 毫克	14.00 毫克
适宜年龄：1 岁以上					
这些孩子不宜吃：急性肠炎、溃疡的孩子					

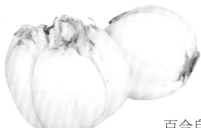

百合

性凉，味甘；归心、肺、大肠、小肠经

百合自古为药、食、观赏三用的佳品，有润肺止咳、养胃安神、通便抗癌等功效。

百合养胃安神、清心润肺

百合以润肺止咳、清热凉血、养胃安神著称，可用于辅助治疗肺燥或者肺热引起的咳嗽，热病后的余热未清、心烦口渴等病症。

百合、莲子均有清心润肺的作用，睡前 1 小时喝一碗百合莲子汤，让孩子睡得更安稳，睡眠质量也更好。

提升免疫力与除燥热

百合含有碳水化合物、蛋白质、膳食纤维、钙、磷，以及多种维生素等营养素。

百合含有的百合多糖具有抗氧化的功效，能够提升孩子的免疫力。可以说，四季都可以食用百合，秋季食用更佳，润肺燥、治疗热型胃痛的功效也更显著。

养胃吃法

有多种适合百合的食用方法，蒸、炒，以及做汤羹、煮粥都是比较好的吃法，并且能够起到补益脾胃的作用。

需要注意的是，患风寒感冒的孩子不宜食用百合。

搭配食用更营养

百合 + 大米：调中清热、润肺

百合 + 鸡蛋：滋阴润燥、清心安神

百合 + 杏仁：清心安神

如何挑选百合

新鲜百合以个儿大、瓣匀、肉质厚、色白或呈淡黄色为佳，选购时注意剔除有杂质、烂心和霉变者；干百合以干燥、无杂质、肉厚且晶莹透明者为优质品。

养胃推荐菜

西芹炒百合

原料： 百合瓣、西芹段各 150 克，高汤、水淀粉、盐各适量。

做法： ①西芹段焯烫后捞出。②油锅烧热，放百合瓣、西芹翻炒，加高汤、盐略煮，用水淀粉勾芡即可。

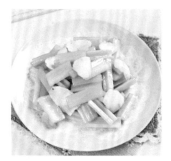

营养功效： 此道菜不仅养胃，还能够增强孩子的食欲。

莲子百合粥

原料： 莲子 30 克，干百合 10 克，大米 50 克。

做法： ①干百合洗净，泡发；莲子洗净，浸泡 1 小时。②锅中倒入莲子、大米，加水同煮至熟，放入百合片，煮至绵软即可。

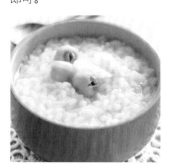

营养功效： 此粥具有安定心神、降火养心的功效。

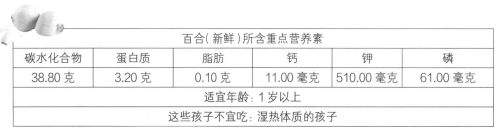

百合（新鲜）所含重点营养素					
碳水化合物	蛋白质	脂肪	钙	钾	磷
38.80 克	3.20 克	0.10 克	11.00 毫克	510.00 毫克	61.00 毫克
适宜年龄：1 岁以上					
这些孩子不宜吃：湿热体质的孩子					

豆腐

性寒，味甘、咸；入脾、胃、大肠经

豆腐是一种非常常见的豆制品，素有"植物肉"的美称，含有铁、钙、镁以及优质植物蛋白质等营养素。

豆腐温中和胃、益气健脾

豆腐作为中国食品史上一个伟大创造，不仅营养丰富、价格低廉，而且具有补中益气、清热润燥、清洁肠胃、和胃健脾等多重功效，适合口臭口渴、肠胃不佳，以及处在热病后调养期的孩子食用。

有益骨骼与牙齿，富含蛋白质

豆腐有益于孩子骨骼、牙齿的生长发育，因此，孩子可适当吃一些豆腐。另外，豆腐中的蛋白质不仅含量高，而且身体消化吸收率也很高，可达到95%以上。豆腐还含有一般动物性食物缺乏的不饱和脂肪酸、卵磷脂等。

养胃吃法

豆腐主要分为南豆腐和北豆腐，南豆腐质地细嫩，含水量约90%；北豆腐质地比南豆腐粗糙，水分在85%~88%。

南豆腐质地细嫩，适合烧、烩以及做汤。北豆腐质地略微硬实，比较适合烧、炸、煎和做汤。

需要注意的是，孩子脾胃比较脆弱，油炸的豆腐应尽量少吃。

➕ 搭配食用更营养

豆腐 + 玉米：营养更全面

豆腐 + 鸡蛋：提升蛋白质利用率

豆腐 + 鱼肉：降低胆固醇

如何挑选豆腐

一般来讲，没有水纹、没有杂质、洁白细嫩的为优质豆腐；内有水纹、有气泡、有细微颗粒、颜色微黄的则为较差的豆腐。

养胃推荐菜

豆腐馅饼

原料：豆腐100克，白菜碎150克，葱末、面粉、盐各适量。

做法：①豆腐洗净，抓碎，与白菜、葱末、盐调成馅。②面粉加水和成面团擀成面皮，放馅包成饼，放入热油锅中煎熟即可。

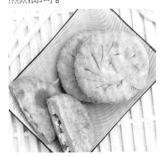

营养功效：此馅饼具有补中益气的功效，还能增进孩子食欲。

紫菜虾皮豆腐汤

原料：豆腐100克，紫菜、虾皮、香油、盐各适量。

做法：①豆腐冲洗干净，切块。②油锅烧热，放入虾皮炒香，倒入清水煮开。③放豆腐、紫菜煮2分钟，加香油、盐调味即可。

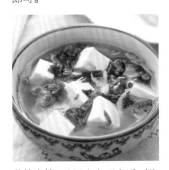

营养功效：此汤含有蛋白质、钙、碘等营养素。

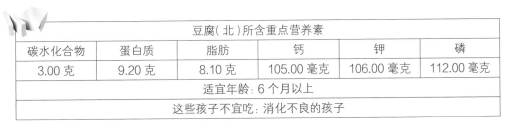

豆腐（北）所含重点营养素					
碳水化合物	蛋白质	脂肪	钙	钾	磷
3.00 克	9.20 克	8.10 克	105.00 毫克	106.00 毫克	112.00 毫克
适宜年龄：6 个月以上					
这些孩子不宜吃：消化不良的孩子					

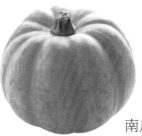

南瓜

性温，味甘；归脾、胃经

南瓜也被称为倭瓜、饭瓜，其含有丰富的胡萝卜素、B 族维生素和维生素 C，以及淀粉、蛋白质、钙等营养素。

南瓜保护胃黏膜
南瓜含有的果胶能够保护孩子的胃黏膜不受粗糙食物刺激，而且还能够促进溃疡部位愈合，起到健脾、保护胃肠道黏膜的作用，很适合脾胃虚弱、营养不良、便秘的孩子食用。

保护视力，排毒
南瓜含有丰富的胡萝卜素，胡萝卜素能够在人体内转化为维生素 A，对保护孩子视力、预防眼部疾病有帮助。

南瓜能够消除或者减少食物中农药残留，增加肝脏、肾脏细胞的再生能力，从而起到抵御食物中的毒素对人体侵袭的作用。

养胃吃法
南瓜可以清炒或者煮、炖，还可以添加到面粉中制作成南瓜饼等小吃，易于消化吸收。另外，老南瓜比较甜，适合水煮、蒸，也适合做甜点、汤等；嫩南瓜口感脆嫩，适合炒菜，和瘦肉同炒就比较好。

南瓜既是蔬菜，又能作为主食，还可以将南瓜烘烤干后磨成粉，用温开水调匀后饮用，是孩子养胃的好方式。

搭配食用更营养
南瓜 + 小米：补脾、益胃、安神

南瓜 + 玉米：健脾益气

南瓜 + 绿豆：补中益气

如何挑选南瓜
如果是给孩子选南瓜，可以选择成熟度比较高的老南瓜，因为老南瓜含的水分比较少，筋也会比较少，口感面、沙、甜，适合孩子食用。

养胃推荐菜
南瓜油菜粥
原料：大米 50 克，南瓜丁 40 克，油菜丝 20 克，盐适量。

做法：①大米洗净。②锅中放入大米、南瓜丁，加水煮熟后，加入油菜丝拌匀，加盐调味即可。

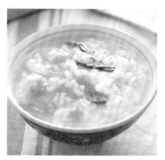

营养功效：此粥含有丰富的膳食纤维，有利于肠胃健康。

南瓜蒸肉
原料：小南瓜 1 个，猪肉片 100 克，蒜末、淀粉、生抽、香油、料酒、盐各适量。

做法：①猪肉片中放入全部调料腌制。②小南瓜从上面切开，去瓤和子，洗净，放肉片，盖盖，隔水蒸熟即可。

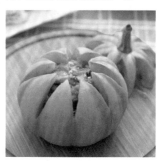

营养功效：此道菜适合胃口不佳的孩子食用。

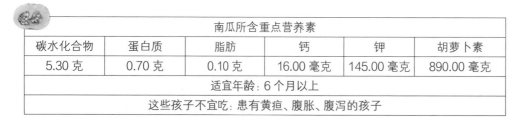

南瓜所含重点营养素					
碳水化合物	蛋白质	脂肪	钙	钾	胡萝卜素
5.30 克	0.70 克	0.10 克	16.00 毫克	145.00 毫克	890.00 毫克
适宜年龄：6 个月以上					
这些孩子不宜吃：患有黄疸、腹胀、腹泻的孩子					

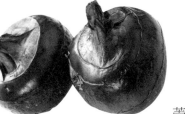

荸荠

性寒，味甘；归胃、肺经

荸荠也被称为马蹄，其含有丰富的磷，能够促进三大产能物质（碳水化合物、蛋白质、脂肪）的代谢，调节人体的酸碱平衡。

荸荠消食清热
荸荠味甜多汁，清脆可口，具有清热解毒、凉血生津、利尿通便、化湿祛痰、消食除胀的功效，适合患急性肠炎、便秘、肺热咳嗽、痰黄、慢性咽炎或喉炎的孩子食用。

抗菌效果好
荸荠含有不耐热的抗菌成分，对金黄色葡萄球菌、大肠杆菌、产气杆菌及绿脓杆菌均有抑制作用，能有效预防肠胃炎、呼吸道感染等疾病。另外，荸荠热量比较低，适合超重的孩子食用。

养胃吃法
荸荠无论是煮汤，还是炒食，都是不错的健脾胃吃法。荸荠虽然可以生吃，但是建议最好熟食，水生的荸荠容易受姜片虫幼虫的侵染，生吃容易感染姜虫病。姜片虫的幼虫寄居在肠道中，会引起肠黏膜发炎。荸荠性寒，消化不良的孩子尽量少吃，以免影响身体吸收营养物质，进而影响身体发育。

搭配食用更营养
荸荠 + 山楂：健胃消食

荸荠 + 黄豆：润肺养胃

荸荠 + 百合：滋润肠道

如何挑选荸荠
选购荸荠时，应选择紫红色、质地较硬、表面无裂口、内部白色，以及大一些、厚实、饱满的。

养胃推荐菜
老鸭荸荠汤
原料： 熟老鸭肉块 150 克，荸荠块 100 克，菊花、荷叶、盐各适量。

做法： ①菊花、荷叶用纱布包成料包。②锅中放水、鸭块、料包、荸荠煮熟，加盐调味即可。

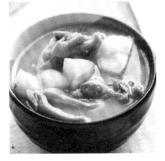

营养功效： 此汤具有滋阴清热的功效。

荸荠炒猪肝
原料： 熟猪肝片、荸荠片各100 克，葱花、姜丝、盐各适量。

做法： ①油锅烧热，放入葱花、姜丝炒香。②放入熟猪肝片、荸荠片炒熟，加盐调味即可。

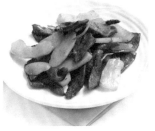

营养功效： 此菜具有健脾、益胃的功效。

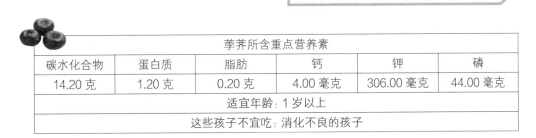

荸荠所含重点营养素					
碳水化合物	蛋白质	脂肪	钙	钾	磷
14.20 克	1.20 克	0.20 克	4.00 毫克	306.00 毫克	44.00 毫克
适宜年龄：1 岁以上					
这些孩子不宜吃：消化不良的孩子					

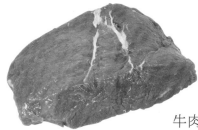

牛肉

性平，味甘；归脾、胃经

牛肉脂肪含量低，蛋白质、钙含量高，能够使孩子的骨骼更强壮，还能够滋养孩子的脾胃，促进孩子健康成长。

牛肉补脾胃、益气血

牛肉具有补脾胃、益气血、强筋骨的功效，能够防治脾弱不运、水肿等病症，是健脾养胃的理想食物。

补血且增强免疫力

牛肉中的氨基酸组成比猪肉更接近人体需要，能够提升孩子的抗病能力，对伤病患者补充失血和修复组织方面均有很好的食疗效果。

另外，牛肉富含铁、锌等营养素，能够增强孩子免疫力。

养胃吃法

适合牛肉的做法包括：炖煮（牛排骨）、炒（牛里脊）、煎（牛脊背）、卤（牛腱子）等。一般来讲，因为牛肉的纤维组织比较粗，结缔组织也比较多，所以应横切，这样能够切断长纤维组织，不可顺着纤维组织切，否则不仅不好入味，而且孩子还不好嚼烂影响消化。一般来讲，牛肉每周吃1~2次即可。

需要注意的是，牛肉属于发物，凡患有湿疹、瘙痒症等皮肤病的孩子不要吃。另外，患有肝炎、肾炎的孩子也要慎食，以免病情反复或加重。

搭配食用更营养

牛肉 + 洋葱：补脾健胃

牛肉 + 土豆：保护胃黏膜

牛肉 + 南瓜：健胃益气

如何挑选牛肉

新鲜牛肉有光泽感，红色均匀，脂肪呈洁白或淡黄，外表微微发干或有风干膜，不粘手，弹性好；变质牛肉粘手或极度干燥，用手按会有明显压痕。

养胃推荐菜

蛋黄碎牛肉粥

原料：牛肉末、大米各100克，蛋黄液、葱末、盐各适量。

做法：①大米洗净。②油锅烧热，放牛肉末、葱末同炒，放大米、水煮熟，趁热淋入蛋黄液，加盐调味即可。

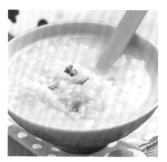

营养功效：此粥能够为孩子补充所需能量，让孩子更有活力。

牛肉炒洋葱

原料：牛肉丝100克，洋葱丝50克，蛋清、水淀粉、酱油、盐各适量。

做法：①牛肉丝加蛋清、酱油、水淀粉，拌匀。②油锅烧热，放牛肉丝、洋葱丝煸炒，倒入酱油、盐调味即可。

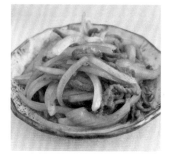

营养功效：此菜具有补脾健胃的功效。

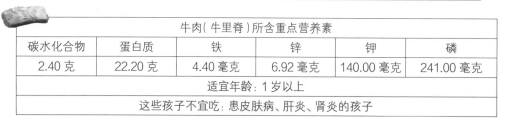

牛肉（牛里脊）所含重点营养素					
碳水化合物	蛋白质	铁	锌	钾	磷
2.40 克	22.20 克	4.40 毫克	6.92 毫克	140.00 毫克	241.00 毫克
适宜年龄：1岁以上					
这些孩子不宜吃：患皮肤病、肝炎、肾炎的孩子					

鸡肉

性平，味甘；归脾、胃经

鸡肉营养价值高，含有蛋白质和钙、磷、铁等矿物质，容易被孩子身体消化、吸收，其含有的维生素 A 与维生素 C 则能够保护胃肠黏膜。

鸡肉健脾胃、益五脏

鸡肉具有温中补气、健脾胃、益五脏、活血脉、强筋骨的功效。此外，鸡肉还具有抗氧化的功效。

提升免疫力

鸡肉能够改善心脑功能，促进智力发育，还可提升孩子的免疫力。

鸡肉含有丰富的蛋白质，而且比较容易消化，可以增加孩子的体力，鸡肉含有的维生素 A 与维生素 C 则能够保护胃肠黏膜，预防胃肠疾病的发生。

养胃吃法

鸡肉适合炖、煮、炒、凉拌等烹调方式。鸡肉虽然有很高的营养价值，但鸡皮含有的油脂较多，在煲鸡汤、炒食时去掉鸡皮，可以避免过于油腻、厚味，而且更利于孩子胃肠的消化吸收。

需要注意的是，鸡肉也属于发物，感冒发热、痰湿偏重的孩子不宜多吃。除此之外，因肝火引起头疼、便秘的孩子也不宜多吃。

搭配食用更营养

鸡肉 + 香菇：温胃消食

鸡肉 + 黑木耳：养胃润肺

鸡肉 + 芒果：健脾胃、生津液

鸡肉 + 荠菜：滋阴补气

如何挑选鸡肉

新鲜的鸡肉肉质结实有弹性，颜色呈干净的粉红色，并且有光泽，鸡皮呈米色，并且具有光泽与张力，毛囊突出。肉与皮表面比较干，或者含水较多、脂肪稀松的鸡肉最好不要选。

养胃推荐菜

松子鸡肉卷

原料： 鸡肉薄片、虾肉碎各 150 克，松子 10 克，蛋清、胡萝卜丁、盐各适量。

做法： ①虾肉碎加胡萝卜丁、松子、盐、蛋清拌成馅。②在鸡肉片上放馅，卷成卷，蒸熟即可。

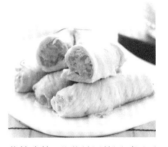

营养功效： 此菜益胃的同时还可健脑。

爆炒鸡肉

原料： 鸡肉丁 150 克，胡萝卜块、土豆块、香菇片各 30 克，酱油、淀粉、盐各适量。

做法： ①鸡肉丁用酱油、淀粉腌制。②油锅烧热，放鸡丁翻炒，放胡萝卜、土豆、香菇，加水煮熟，加盐调味即可。

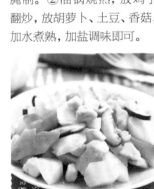

营养功效： 此菜营养丰富，可提升孩子免疫力。

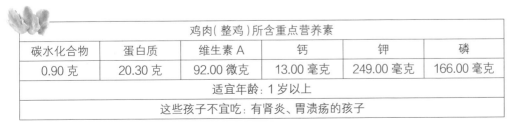

鸡肉（整鸡）所含重点营养素					
碳水化合物	蛋白质	维生素 A	钙	钾	磷
0.90 克	20.30 克	92.00 微克	13.00 毫克	249.00 毫克	166.00 毫克
适宜年龄：1 岁以上					
这些孩子不宜吃：有肾炎、胃溃疡的孩子					

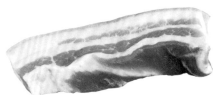

猪肉

性平，味甘、咸；归脾、胃、肾经

猪肉含有多种营养素，其中的血红素铁和半胱氨酸，有助于改善缺铁性贫血，但因其热量比较高，有减肥需求的孩子不宜多吃。

猪肉滋阴和胃、补虚强身

猪肉具有滋阴润燥、和胃生津、补虚强身、保护脏器的功效，还能够补脑益智、解除疲劳、防治消瘦。另外，猪肉对缓解皮肤干燥、热病伤津、身体消瘦、燥咳、便秘等有不错的效果。

营养全面，补铁效果好

猪肉富含脂肪、维生素 A、B 族维生素及钾、磷、铁等营养素，能够快速补充体力，对改善孩子营养不良有很大的帮助。需要注意的是，猪肉能够提供血红素铁（有机铁）和促进铁吸收的半胱氨酸，可改善孩子缺铁性贫血，但因脂肪含量较高，每天吃 50 克左右即可。

养胃吃法

适合猪肉的烹调方式有很多，包括炒、炖、蒸、红烧等，适量食用有助于滋养脾胃；若加工成咸肉、腊肉、火腿等，则多吃对孩子健康无益。

需要注意的是，猪肉一定要适量食用，否则会生痰助湿，不利于健康。

搭配食用更营养

猪肉 + 白菜：润肠通便
猪肉 + 青椒：健脾养血
猪肉 + 海带：祛湿养胃
猪肉 + 菠菜：清热润燥

如何挑选猪肉

新鲜猪肉颜色较光亮，呈鲜红色，而且不会渗出血水，也不会有异味，只有略微的腥味。另外，可以按一按猪肉，如果按下能够较快恢复原状也是比较新鲜的。

养胃推荐菜

猪肉软面条

原料：猪肉末 40 克，面条 100 克，高汤适量。

做法：①面条煮熟，捞出备用。②将面条与猪肉末一同放入锅中，加高汤，用小火煮至面条软烂即可。

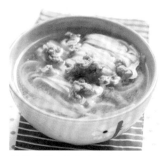

营养功效：猪肉含有丰富的铁元素，可使孩子面色红润有光泽。

杏鲍菇炒猪肉

原料：猪里脊肉片 60 克，杏鲍菇片 100 克，黄瓜片 50 克，蛋清、酱油、盐各适量。

做法：①肉片用蛋清、盐略腌。②油锅烧热，放入肉片炒香，再倒入黄瓜片、杏鲍菇片炒熟，加酱油、盐调味即可。

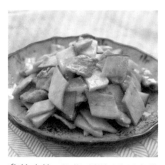

营养功效：此菜对缓解孩子身体疲劳有不错的效果。

猪肉（瘦肉）所含重点营养素					
碳水化合物	蛋白质	脂肪	磷	钾	铁
1.50 克	20.30 克	6.20 克	189.00 毫克	305.00 毫克	3.00 毫克
适宜年龄：8 个月以上（辅食需要剁碎）					
这些孩子不宜吃：外感风寒的孩子					

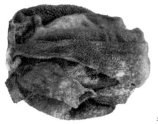

牛肚

性平，味甘；归脾、胃经

牛肚含有蛋白质、脂肪、钙、磷、铁等营养素，其含有的B族维生素有益于保护胃黏膜，能够预防胃炎、胃溃疡等病症。

牛肚保护胃黏膜

牛肚具有健脾益胃、补虚养血的功效，适用于病后虚羸、气血不足、营养不良、眩晕等症。《本草纲目》中记载，牛肚具有"补中益气，解毒，养脾胃"的作用。

养胃，预防口角炎

牛肚有"以形补形"的效果，能够起到养胃的作用。除此之外，牛肚中含有的维生素 B_3 能够预防孩子发生口角炎、舌炎、腹泻等。

养胃吃法

牛肚可以清炖、红烧或者煮熟后切丝炒食，对气短乏力、消化不良、食后饱胀等有改善作用。

搭配不同食材，具有不同功效。将牛肚与砂仁、生姜、陈皮一同煮汤，加盐调味，适合消化不良的孩子饮用。牛肚洗净，切片，和薏米一同煮粥，具有健脾、除湿的功效，适合腹泻、便溏的孩子喝。

需要注意的是，牛肚的营养价值虽然很高，但是不宜多食，因为牛肚中胆固醇含量较高，吃得过多不利于健康。

搭配食用更营养

牛肚 + 薏米：健胃除湿

牛肚 + 芡实：补虚损、健脾胃

牛肚 + 大白菜：补益脾胃

如何挑选牛肚

一看弹性，弹性比较好的牛肚较新鲜；二看毛刺，优质的牛肚毛刺挺立，而且整张牛肚上都附着有毛刺，劣质的牛肚则会有残缺；三闻牛肚的味道，质量好的牛肚不会有异味。

养胃推荐菜

小葱拌牛肚

原料： 熟牛肚丝 150 克，小葱段、彩椒丝、蒜末、盐各适量。

做法： ①碗中放入熟牛肚丝、小葱段、彩椒丝、蒜末、盐。②锅中放油烧热，淋入碗中，将食材拌匀即可。

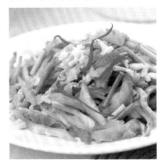

营养功效： 此道凉菜益胃，且其特殊的香气可激发孩子食欲。

肚丝金针菇

原料： 熟牛肚丝、金针菇各150 克，红椒丝、香菜叶、香油、盐各适量。

做法： ①金针菇洗净，撕开，焯熟。②碗中放入金针菇、熟牛肚丝，加香油、盐调味，加红椒丝、香菜叶点缀即可。

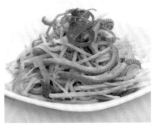

营养功效： 此菜具有补虚损、健脾胃的功效。

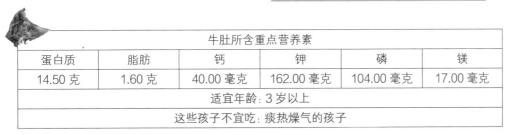

牛肚所含重点营养素					
蛋白质	脂肪	钙	钾	磷	镁
14.50 克	1.60 克	40.00 毫克	162.00 毫克	104.00 毫克	17.00 毫克
适宜年龄：3 岁以上					
这些孩子不宜吃：痰热燥气的孩子					

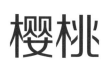

樱桃

性温，味甘；归脾、胃经

樱桃富含维生素 B_1、维生素 B_2，可促进胃肠蠕动，防治消化不良；其含有的胡萝卜素，有助于防治夜盲症与视力减退。

樱桃调和脾胃

樱桃能够调中益脾、生津止渴、涩精止泻、强健筋骨，是很不错的健脾、养胃、固肾水果，但因其性温，易导致体热，不宜过多食用。

既补铁又能清理血管

樱桃含有丰富的铁与维生素 C，常吃有助于孩子补铁，促进血红蛋白再生，防治缺铁性贫血，增强孩子体质。

另外，樱桃中含有的维生素 E 和类黄酮，能够清理血管、减少心血管疾病的发生；含有的维生素 P 能够降低毛细血管的通透性。

养胃吃法

樱桃可以生食、做水果羹等。在生食前最好用淡盐水浸泡，以便去除农药，增加食用的安全性。

需要注意的是，虽然樱桃能够调和脾胃，但不宜多吃，因为食用过多可导致胃痛、反酸，甚至腹痛、腹泻，还会引起上火、流鼻血。孩子如果咳嗽，且有浓痰，最好不要吃樱桃。

搭配食用更营养

樱桃 + 酸奶：润肠通便

樱桃 + 西米：温中补血

樱桃 + 枸杞子：健胃补血

樱桃 + 银耳：健脾和胃

如何挑选樱桃

最好选购色泽鲜艳、表皮光滑、颗粒饱满，且大小均匀、成熟度适宜、有光泽的新鲜樱桃。通常情况下，颜色偏深的樱桃比较甜。

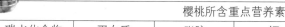

樱桃所含重点营养素					
碳水化合物	蛋白质	脂肪	钙	钾	维生素 C
10.20 克	1.10 克	0.20 克	11.00 毫克	232.00 毫克	10.00 毫克
适宜年龄：9 个月以上					
这些孩子不宜吃：有溃疡、虚热咳嗽的孩子					

养胃推荐菜

樱桃桂花粥

原料： 大米 50 克，樱桃 60 克，泡发银耳 50 克，桂花适量。

做法： ①樱桃洗净，取肉；银耳洗净，掰小朵。②大米洗净，放入锅中，加水，煮至快熟时，放樱桃、桂花、银耳煮熟即可。

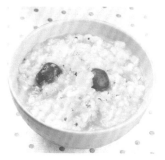

营养功效： 养胃的同时能够为孩子补充能量。

樱桃三豆羹

原料： 樱桃 60 克，绿豆 80 克，红豆、黑豆各 30 克。

做法： ①绿豆、黑豆、红豆洗净，提前浸泡。②樱桃洗净，去核，放入锅中煮开。③然后将三种豆放入锅中，同煮至豆烂即可。

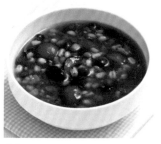

营养功效： 此羹具有清火、益脾胃的功效。

苹果

性平，味甘、酸；归脾、肺经

苹果含有的有机酸能够刺激胃肠蠕动，使大便通畅；含有的鞣酸、果酸等成分，则具有很好的收敛作用，有止泻效果。

苹果健脾和胃
苹果能够健脾和胃、生津止渴、止泻润肺、补心益气，是患有脾胃虚弱、胃阴不足而致的口渴烦躁、慢性胃炎的孩子的理想食物。

益胃生津，增强体力
苹果富含维生素，具有益胃生津的作用，还能够提高免疫球蛋白的功能，预防呼吸道感染。苹果是碱性食品，能够迅速中和体内过多的酸性物质，增强体力和抗病能力。此外，苹果中所含的溶解磷和铁，易于消化吸收，有益于婴幼儿生长和发育，还能够预防婴幼儿佝偻病的发生。

养胃吃法
苹果可以做沙拉、果汁，也可以搭配其他食材做菜食用。苹果连皮吃有助于抗氧化成分的摄入，但在给孩子食用时，要保证已经清除掉果皮上的残留物质，这样才益于肠胃健康。

搭配食用更营养
苹果 + 魔芋：促进肠蠕动
苹果 + 酸奶：开胃消食
苹果 + 银耳：润肺止咳
苹果 + 香蕉：防治铅中毒

如何挑选苹果
新鲜苹果色泽美观，口感松脆；成熟的苹果有一定的果香味，果肉质地紧密。过熟的苹果如果轻轻按压，其表面则会出现凹陷，不宜购买食用。

养胃推荐菜
苹果汁
原料：苹果半个。
做法：①苹果洗净，去核，切丁，放入榨汁机。②加入适量温开水，打匀，过滤出汁即可。

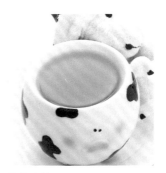

营养功效：此饮品酸甜可口，可提升孩子食欲，还能减轻胃消化吸收的负担。

苹果猕猴桃沙拉
原料：猕猴桃、苹果各半个，沙拉酱（或酸奶）适量。
做法：①猕猴桃挖出果肉，切块。②苹果洗净，去核，切块。③将两种水果放入碗中，倒入沙拉酱（或酸奶）搅拌均匀即可。

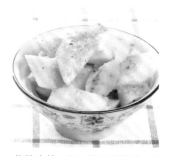

营养功效：苹果搭配猕猴桃，能够为孩子补充多种维生素。

苹果（红富士）所含重点营养素					
碳水化合物	蛋白质	脂肪	钙	钾	维生素 C
11.70 克	0.70 克	0.40 克	3.00 毫克	115.00 毫克	2.00 毫克
适宜年龄：8 个月以上					
这些孩子不宜吃：胃寒的孩子					

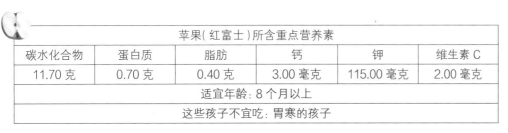

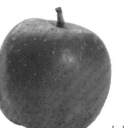

山楂

性微温，味酸、甘；归脾、胃、肝经

山楂又被称为山里红、胭脂果，含有山楂酸等多种有机酸，能够健胃、消积，是助消化的常用食材。

山楂开胃消食

山楂是有名的"焦三仙"之一，是孩子消肉食积滞的上品，具有健脾开胃、消食化积的作用。其含有的消脂酶能够促进脂肪类食物的消化，促进胃液分泌以及增加胃酶素，有利于消化与吸收，使孩子肠胃更健康。

化痰又防治痛风

山楂中的槲皮素具有扩张气管、促进纤毛运动，以及排痰平喘的功效。另外，山楂中含有的黄酮类物质具有很强的抗氧化性，能够保护细胞免受破损，减少尿酸盐的生成。

养胃吃法

山楂可以炒食，也可在炖肉时放一些，这样的话，肉比较容易炖烂，且有助于消化。

需要注意的是，山楂含有大量的有机酸、果酸等，空腹吃会使胃酸猛增，刺激胃黏膜，使胃发胀、泛酸。山楂多吃耗气，体虚、胃酸过多、有龋齿的孩子不宜食用。

搭配食用更营养

山楂 + 栗子：消食平喘

山楂 + 雪梨：生津开胃

山楂 + 红豆：排毒消脂

山楂 + 沙参：养胃

如何挑选山楂

挑选山楂时，应仔细观察表面是否有裂口、虫眼，如果有，不要选。新鲜山楂颜色红亮，果肉紧实，摸起来比较硬。

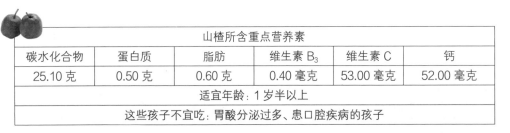

山楂所含重点营养素					
碳水化合物	蛋白质	脂肪	维生素 B$_3$	维生素 C	钙
25.10 克	0.50 克	0.60 克	0.40 毫克	53.00 毫克	52.00 毫克
适宜年龄：1 岁半以上					
这些孩子不宜吃：胃酸分泌过多、患口腔疾病的孩子					

养胃推荐菜

山楂炒豆芽

原料： 山楂 100 克，豆芽 150 克，葱丝、姜丝、盐各适量。

做法： ①豆芽洗净；山楂洗净，去子，切丝。②油锅烧热，放入葱丝、姜丝煸香，放豆芽翻炒，加山楂、盐翻炒调味即可。

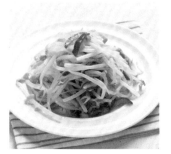

营养功效： 此道菜具有消食开胃的功效。

山楂冬瓜饼

原料： 山楂、冬瓜各 100 克，蛋液、面粉、酵母各适量。

做法： ①面粉加蛋液、酵母、水，搅成糊，饧发。②山楂、冬瓜洗净，去子剁泥，放入发好的面糊中搅匀。③油锅烧热，放面糊煎熟切块即可。

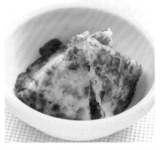

营养功效： 此饼具有清热解毒、利水消肿、消食的功效。

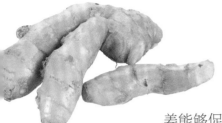

姜

性温，味辛；归脾、胃、心、肺经

姜能够促进消化液的分泌，抑制肠内异常发酵以及促进肠内积气的排出。其含有的姜辛素，能够刺激血液流动，将毒素排出体外。

温中散寒

姜具有发汗解表、温中散寒、和胃止呕的功效，适用于脾胃虚弱、水肿、消渴、痢疾等病症。

消炎平喘，预防感冒

支气管炎的主要发病原因是病毒与细菌对支气管的反复感染，而姜有很好的杀菌作用，对慢性支气管炎、哮喘有辅助治疗作用。另外，生姜中的姜辛素能够加快血液流动，使流到皮肤的血液增多，促使身上的汗毛孔张开，汗液增多，以带走多余的热及排出毒素。

养胃吃法

姜能够抑制肠胃细菌的滋生，还能够杀灭口腔、肠道致病菌，适合在炎热的夏季食用。

姜有老姜、嫩姜之分，两者用途有所不同。嫩姜主要用于炒、拌、泡等，和主料同烹制；老姜主要用于去除动物性食物的腥膻味。

需要注意的是，生姜性温，多汗及患有肝炎的人应慎食。

➕ 搭配食用更营养

姜 + 大葱：温胃散寒

姜 + 绿豆芽：祛寒和胃

姜 + 红糖：祛湿除寒

如何挑选姜

一般来讲，优质的姜表皮粗糙，纹理清晰，黄色较暗，摸起来比较硬。需要注意的是，嫩姜辣味比较淡，老姜辣味比较重。

养胃推荐菜

羊肉当归老姜粥

原料： 大米、羊肉各 80 克，当归、姜片、料酒、盐各适量。

做法： ①羊肉洗净，切块后余烫。②大米洗净。③将所有材料放入锅中，加水，煮熟即可。

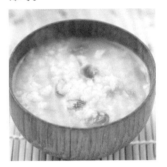

营养功效： 此粥能够抑制孩子肠胃内细菌的滋生。

生姜葱白红糖饮

原料： 带根葱白 3~5 根，姜 5~10 克，红糖适量。

做法： ①带根葱白、姜洗净，葱白切段，姜切片。②将所有材料一同放入锅中，加水煎煮 5 分钟即可。

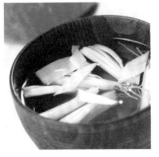

营养功效： 此饮具有祛除风寒、发汗解表的功效。

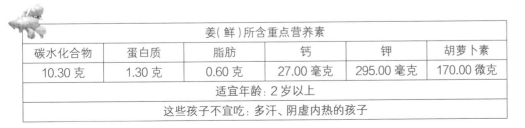

姜（鲜）所含重点营养素					
碳水化合物	蛋白质	脂肪	钙	钾	胡萝卜素
10.30 克	1.30 克	0.60 克	27.00 毫克	295.00 毫克	170.00 微克
适宜年龄：2 岁以上					
这些孩子不宜吃：多汗、阴虚内热的孩子					

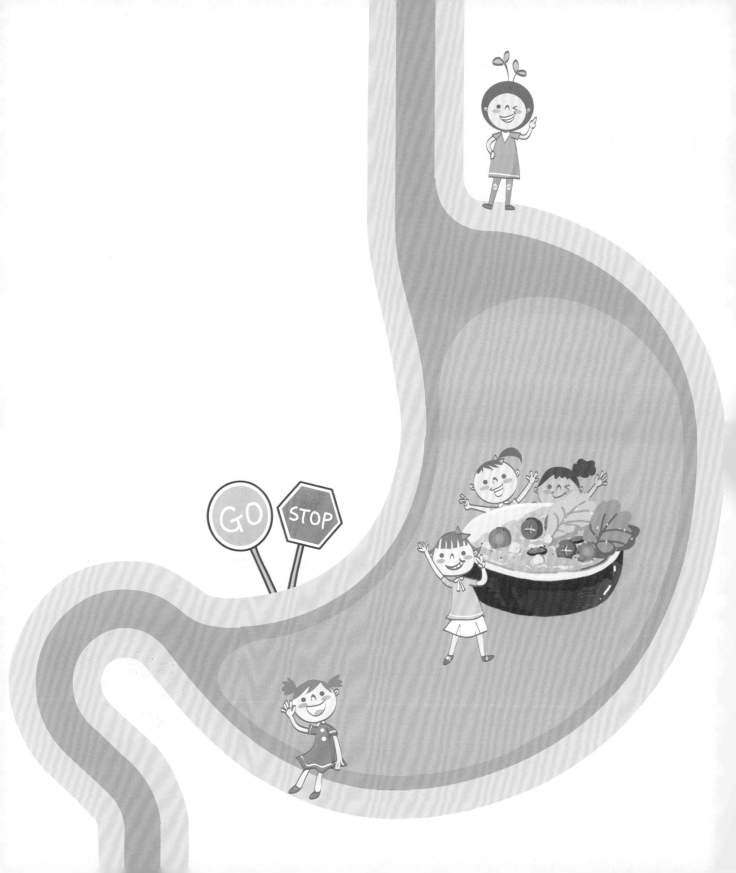

第三章

与脾胃相关的 25 种儿童常见病症对症食谱

孩子发育尚未完全，脾胃等都很娇嫩，食补对脾胃有益。食补不仅能够缓解孩子各种不适症状，而且还能够为孩子补充所需营养，让孩子身体更强壮，长得更高，这样各种疾病也无法"近身"，进而形成良性循环。本章介绍了与脾胃相关的 25 种病症的对症食谱，让爸爸妈妈从容应对儿童常见不适。

孩子不爱吃饭：
脾胃不和

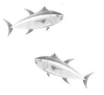

为了让孩子好好吃饭，家长们总是找很多应对的方法，例如追着孩子喂、变换食物烹调的方式等。但这些方法只是治标不治本，如果孩子不爱吃饭是因为脾胃不和引起的，家长们想再多方法也收效甚微。下面就为家长们介绍一些有利于调养脾胃的食疗方。

对症食谱

山药羹

原料： 山药 50 克，香油、葱花、盐各适量。

做法： ①山药洗净去皮，切片上锅蒸熟，捣成泥状。②锅内加水烧开，放入山药泥，边放边搅，煮沸后加香油、葱花、盐调味即可。

营养功效： 山药含有淀粉酶、多酚氧化酶等物质，可改善脾胃消化吸收功能。

山药羹作为辅食食用时不要添加盐、香油和葱花。

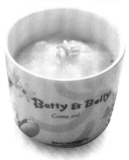

核桃红枣羹

原料： 核桃仁 20 克，红枣 3 颗，米粉 30 克。

做法： ①核桃仁、红枣洗净，蒸熟。②蒸熟的核桃碾成泥状，红枣去皮，将二者混合在一起拌匀。③将米粉用温开水调成糊，加入核桃红枣泥一起搅拌均匀即可。

营养功效： 红枣有补中益气、养血安神的作用。核桃中的脂肪和蛋白质可促进大脑发育。

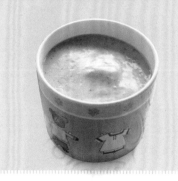

清蒸鲈鱼

原料： 鲈鱼 1 条，葱丝、姜丝、盐各适量。

做法： ①处理好的鲈鱼洗净后在鱼身上划花刀，放入蒸盘中。②在鱼身上撒上盐、葱丝、姜丝，水开后上锅蒸熟即可。

营养功效： 鲈鱼富含蛋白质、维生素 A、B 族维生素、钙、镁、锌、硒等营养素，具有补肝肾、益脾胃、化痰止咳之效，对脾胃不和的孩子有很好的补益作用。

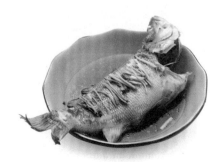

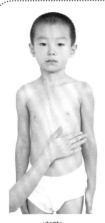
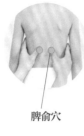

脾俞穴

摩腹

按特效穴，孩子吃饭更香

摩腹：用手掌掌面或除拇指外的四指指面放于孩子腹部，按顺时针的方向摩腹 5~10 分钟。按摩的手法应轻重适宜，速度均匀，以孩子感觉舒适为度。

脾俞穴（按揉）：脾俞穴位于第 11 胸椎棘突下，旁开一点五寸，左右各一穴。用拇指指端按揉孩子脾俞穴 100 次左右。

脾胃不和可由饮食调节

脾胃不和的孩子一般症状只表现在食欲缺乏上，稍微吃一点就饱了，但孩子的精神状态很好，且大小便正常。这种情况引起的不爱吃饭是较好调节的，采用健脾和胃的食疗调养方法，比如适当多吃山药、小米等食物，很快就能恢复孩子食欲。

芹菜炒香菇

原料：芹菜 150 克，香菇 3 朵，醋、盐、淀粉各适量。

做法：①芹菜择洗干净，切段；香菇洗净，切片。②在碗里混合醋、淀粉，加水兑成芡汁。③炒锅烧热，放油，倒入芹菜段煸炒，放入香菇片炒匀，再加入盐调味，淋芡汁勾芡即可。

营养功效：香菇能健脾胃，芹菜可清热除烦，二者搭配益胃和中。

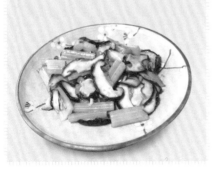

五彩玉米羹

原料：玉米粒 100 克，鸡蛋 2 个，豌豆 30 克，菠萝丁 20 克，枸杞子 15 克，水淀粉、盐各适量。

做法：①将玉米粒洗净蒸熟；豌豆洗净；枸杞子洗净。②锅中加水，放入玉米粒、菠萝丁、豌豆、枸杞子，同煮至熟，用水淀粉勾芡，使汁变浓。③将鸡蛋打散，调入锅内搅成蛋花，烧开，加盐调味即可。

营养功效：此羹能缓解脾胃不适。

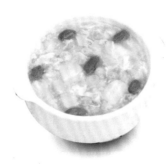

菠菜胡萝卜蛋饼

原料：菠菜、胡萝卜各 50 克，鸡蛋 2 个，面粉 120 克，葱花、盐各适量。

做法：①胡萝卜洗净，切丝，与葱花一同放入热油锅中炒软。②菠菜洗净，焯烫，切段；鸡蛋打散，放入菠菜段和胡萝卜丝，倒入面粉、盐和水搅匀。③平底锅抹油，倒入面糊，煎熟即可。

营养功效：松软可口，可为孩子补充多种维生素。

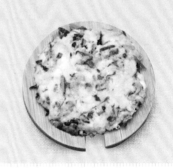

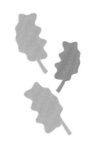

孩子积食不消化：脾胃虚弱

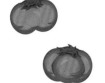

很多孩子有积食的问题，主要表现出的症状包括：①口有异味。②大便较臭。③大便次数增加，每次黏腻不爽。④舌苔变厚。⑤食欲紊乱。⑥嘴唇突然变很红。⑦晚上睡不踏实。⑧饭后肚子胀痛、腹泻。

对症食谱

白萝卜炒肉片

原料： 白萝卜 200 克，瘦肉 150 克，姜末、葱末、酱油、盐各适量。

做法： ①白萝卜洗净，去皮切片；瘦肉洗净，切片。②油锅烧热，倒入瘦肉，炒至发白，加葱末、姜末，炒出香味。③加酱油，放白萝卜片，炒至食材熟透，加盐调味即可。

营养功效： 白萝卜具有下气消食的作用。

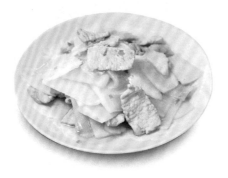

山楂陈皮粥

原料： 大米 60 克，干山楂 15 克，荷叶 5 克，陈皮 10 克，冰糖 6 克。

做法： ①大米洗净，浸泡 30 分钟。②干山楂、陈皮、荷叶洗净，放入锅中，加水煎煮 30 分钟。③去渣留汁，加入大米，煮成稀粥，加冰糖调味即可。

营养功效： 此粥具有健胃消食、理气通滞的功效。

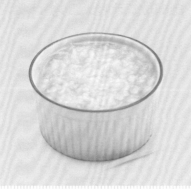

西红柿玉米羹

原料： 西红柿 1 个，玉米粒 150 克，奶油、香菜叶、盐各适量。

做法： ①西红柿洗净，烫后去皮，切丁；玉米粒洗净。②锅中注水煮沸，放入玉米粒稍煮，倒入西红柿煮沸，再放入奶油，加盐调味，最后撒香菜叶即可。

营养功效： 玉米富含膳食纤维，搭配西红柿利于健脾益胃。

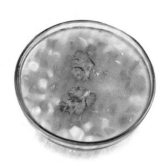

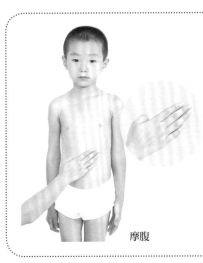

正确摩腹，可解决孩子积食问题

父母为积食的孩子揉揉肚子，有助于缓解积食问题。

摩腹：四指并拢，放在孩子肚子上，以肚脐为中心，轻轻揉动，先顺时针 36 下，再逆时针 36 下。连续揉 10 分钟，对脾胃保养效果很好。要点为：四指并拢，轻贴腹部，按摩手法应轻柔，尽量不带动皮下组织。

摩腹

积食腹痛的典型症状

孩子长期慢性腹痛，排便后疼痛会适度减轻。如果是急腹症引起的腹痛，多是持续性的疼痛，并且一些患者的疼痛会非常剧烈，根本无法忍受。

莲子山药粥

原料：山药、大米各 50 克，莲子 20 克，薏米 40 克，白糖适量。

做法：①莲子、薏米洗净，浸泡 3 小时；大米淘洗干净，浸泡 30 分钟。②山药洗净，去皮，切块。③锅中放入大米、莲子、薏米、山药、水，大火煮沸，转小火煮至食材全熟，出锅加白糖即可。

营养功效：此粥具有健脾和胃、消食化积的功效。

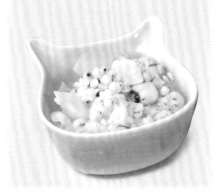

白萝卜丸子汤

原料：白萝卜、猪肉末各 100 克，鸡蛋 1 个，葱花、芝麻油、料酒、盐各适量。

做法：①白萝卜洗净，削皮，切薄片；鸡蛋取蛋清。②猪肉末中放入蛋清、料酒与盐，搅至黏稠。③锅中加水煮沸，将肉馅挤成丸子放入锅中，煮沸撇去浮沫，加入白萝卜片，煮熟，加葱花、芝麻油、盐调味即可。

营养功效：冬瓜富含膳食纤维。

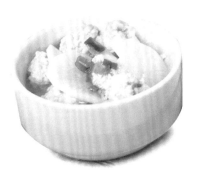

山楂金银花茶

原料：干山楂片 20 克，金银花 3 克，白糖适量。

做法：①干山楂片、金银花洗净，放入锅中，大火炒热。②然后加入白糖，转小火翻炒片刻盛出，用开水冲泡即可。

营养功效：此茶对缓解肉食积滞效果很好。

山楂有促进消化的功能，对孩子积食有一定治疗效果。

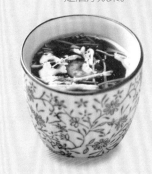

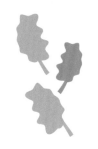

孩子经常腹泻：
脾胃功能不调

腹泻发病时间不定，但在冬、夏较常见，如果孩子腹泻长期不愈，可能造成营养不良，影响孩子生长发育。家长可采用食疗的方式帮助孩子缓解脾胃功能不调导致的腹泻。

对症食谱

香甜糯米炒饭

原料： 大米 50 克，糯米 10 克，豌豆 15 克，熟栗子肉 20 克，胡萝卜丁、盐各适量。

做法： ①豌豆洗净；熟栗子肉捣碎；大米、糯米淘洗干净。②电饭煲中放入大米、糯米、豌豆、栗子肉，加水煮成饭。③油锅烧热，放入胡萝卜丁煸炒后，倒入米饭加盐炒匀即可。

营养功效： 此炒饭可补中益气，适合腹泻的孩子食用。

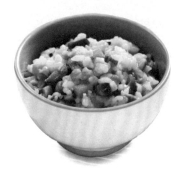

焦米糊

原料： 大米 100 克，白糖适量。

做法： ①大米洗净，待干后入干锅炒至焦黄，研磨成粉。②锅中加水，将研好的米粉放入，熬煮成稀糊状，加白糖即可。

营养功效： 大米具有健脾养胃、补中益气、止渴的功效，炒焦后的米会部分炭化，具有吸附毒素与止泻的作用。

6 个月以上的孩子均可食用。

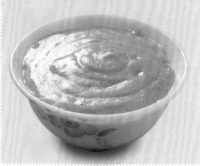

扁豆茶

原料： 炒白扁豆 15 克。

做法： 炒白扁豆洗净，加水煎煮30 分钟，去渣取汁即可。

营养功效： 此茶益气健脾、止泻，适用于改善脾虚失运。脾虚失运表现为大便溏泻、饮食不化，稍微进食油腻的食物就会大便次数增多，饮食不香，食后腹胀，面黄乏力等。

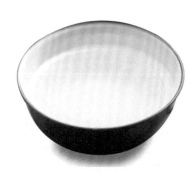

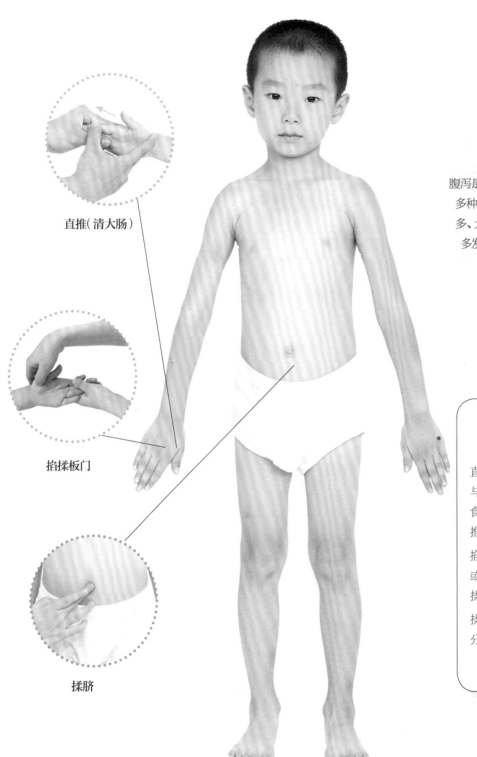

直推（清大肠）

掐揉板门

揉脐

腹泻的临床症状

腹泻是孩子较为常见的一种病症，可能由多种病因导致，临床表现为大便次数增多、大便质地稀薄或如水样。小儿腹泻多发生在 2 岁以下，而且有年龄越小发病率越高的趋势。

按穴位缓解腹泻

直推（清大肠）：大肠区位于食指桡侧缘，与指尖呈一条直线。一只手虎口卡在孩子食指与中指间，另外一只手用拇指从指根推向指尖，推三分钟。

掐揉板门：板门位于手掌大鱼际中央（点）或整个平面。用拇指或中指端掐揉板门，揉 3 掐 1，操作 1~3 次。

揉脐：用中指指腹置于肚脐，轻轻揉动半分钟。

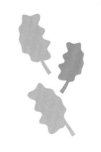

孩子腹胀便秘：
脾胃运化不畅

　　一般来讲，便秘分为两大类：一类是先天性肠道畸形导致的便秘，通过调理通常不能治愈；一类是功能性便秘，由消化不良引起，经调理后可痊愈。家长需要分清楚孩子便秘的种类，后者可通过调节饮食改善。

对症食谱

荞麦粥

原料：荞麦 50 克，大米 30 克。

做法：①荞麦洗净，浸泡 3 小时；大米洗净，浸泡 30 分钟。②锅中加水，放入荞麦、大米，大火煮沸，转小火熬煮至粥熟即可。

营养功效：荞麦富含膳食纤维，能够加速粪便排泄，防治便秘。

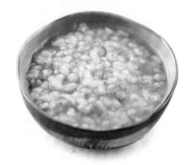

凉拌佛手瓜

原料：佛手瓜 200 克，青椒、红椒、酱油、白糖、盐各适量。

做法：①佛手瓜洗净，切丝；青、红椒洗净，去子，切丝。②碗中放入适量酱油、白糖、盐备用。③将佛手瓜丝、青椒丝、红椒丝放入开水中焯烫后捞出，放入调料碗中拌匀即可。

营养功效：此凉菜对消化不良、胃肠不适有一定的食疗效果。

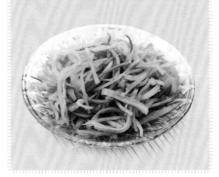

豆芽燕麦粥

原料：豆芽 60 克，鸡肉 20 克，燕麦 40 克，盐适量。

做法：①豆芽、燕麦均洗净，后者浸泡 30 分钟；鸡肉洗净，剁蓉。②油锅烧热，放入豆芽、鸡肉蓉，快速翻炒几下。③放入燕麦和水，大火煮沸，转小火，待粥快熟时加盐调味即可。

营养功效：此粥适合小便赤热、便秘的孩子食用。

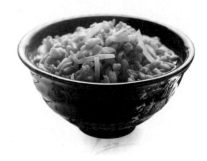

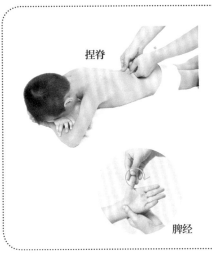

捏脊

脾经

通过按摩缓解便秘症状

捏脊：两手拇指置于脊柱两侧，从下向上推进，边推边以拇指与食、中二指捏拿起脊旁皮肤，操作 3~6 遍。

脾经（旋推）：脾经位于拇指螺纹面，按摩手指可有助补脾经。左手固定孩子手腕，右手食指、中指、无名指并拢，呈凹槽状固定孩子拇指，拇指顺时针旋推 3~5 分钟。

孩子便秘的 4 大原因

①饮食不足。

②食品不适合孩子。

③肠功能失调。

④精神因素。

鸡肉玉米粥

原料： 鸡胸肉、大米各 80 克，玉米粒 30 克，芹菜碎、料酒、水淀粉、盐各适量。

做法： ①大米洗净；鸡胸肉洗净，切细条，用料酒、水淀粉、盐略腌。②锅中倒入大米、水，煮沸，放入鸡肉条，继续熬煮，待粥快熟时，放入玉米粒、芹菜碎熬煮片刻，加盐调味即可。

营养功效： 玉米富含膳食纤维，可刺激肠道蠕动，防治便秘。

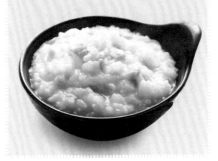

苦瓜土豆芝麻汤

原料： 苦瓜、土豆各 50 克，黑芝麻 10 克，白糖、盐各适量。

做法： ①苦瓜洗净，去子，切块；土豆洗净，去皮，切块；黑芝麻放入干锅炒香。②锅中放入苦瓜、土豆，加水，大火煮沸，转小火煲 30 分钟，加白糖、盐调味，最后撒上黑芝麻即可。

营养功效： 此汤具有清热解毒、润肠通便的功效。

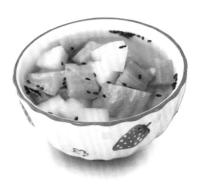

芹菜炒肉丝

原料： 芹菜茎 150 克，猪瘦肉丝 50 克，豆腐干 20 克，葱丝、姜丝、水淀粉、酱油、盐各适量。

做法： ①芹菜茎、豆腐干洗净，分别切段和条；猪瘦肉丝放水淀粉、酱油腌制。②油锅烧热，放肉丝，炒至熟盛出。③锅中留油，放葱丝、姜丝煸香，放芹菜段、豆腐干条，快熟时放肉丝、酱油、盐炒熟即可。

营养功效： 芹菜含有丰富的膳食纤维，可防治孩子便秘。

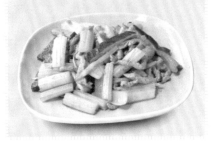

孩子口臭：
肝脾不和，胃中有火

孩子口臭一般是由胃火、肝脾不和引起的。过饱伤胃，致使食积于胃，胃火上升致口臭；肝脾不和，脾胃之气循行不畅，导致胃气上逆致口臭。此外，湿热上冲也会导致口臭。因此，孩子在饮食方面一定要节制，还要疏肝健脾、清利湿热。

对症食谱

凉拌马齿苋

原料：马齿苋 200 克，蒜末、葱末、香油、醋、盐各适量。

做法：①马齿苋洗净，放入开水中焯烫，过凉，切段，放入盘中。②葱末、蒜末加盐、香油、醋调成汁。③将调好的汁浇在马齿苋上，拌匀即可。

营养功效：此道菜有清新口气的功效。

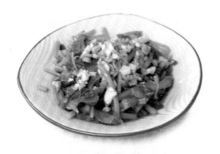

蒲公英豆腐汤

原料：蒲公英 100 克，豆腐 200 克，姜片、香油、盐各适量。

做法：①蒲公英洗净，切段。②豆腐洗净，切成小块。③将蒲公英、豆腐、姜片、水一同放入锅中，煮熟，加香油、盐调味即可。

营养功效：蒲公英具有清热降火的功效。

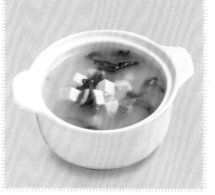

洋葱黄瓜炒鸡蛋

原料：黄瓜 200 克，洋葱 100 克，鸡蛋 2 个，白糖、盐各适量。

做法：①鸡蛋磕入碗中，加少许盐，搅成蛋液；黄瓜、洋葱洗净，均切片，备用。②锅中加油烧热，倒入鸡蛋液，待凝固后用筷子打散，盛出，备用。③锅中留油，倒入洋葱片，翻炒出香味，倒入黄瓜片，炒至断生，放入鸡蛋块，调入盐、白糖，翻炒均匀即可。

营养功效：可祛湿、降火。

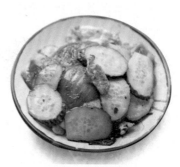

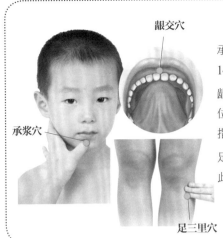

按摩穴位缓解口臭

承浆穴: 用手指指腹按压承浆穴 1~3 分钟。

龈交穴: 本穴归属督脉,按摩此穴位能够防治多种口腔疾病。用手指指腹按压 1~3 分钟。

足三里穴: 用中间三指的指腹刺激此穴,按、压、揉、搓都可以。

伴随口臭的其他症状

中医将火分为虚、实,口臭多为实火,除口臭外,孩子的舌质一般是红的,舌苔发黄,此时可以选择喝些白萝卜水。

凉拌藕片

原料: 莲藕 150 克,白醋、香油、白糖、盐各适量。

做法: ①莲藕洗净,去皮,切薄片,放入开水中焯烫,取出过凉水,沥干。②将白醋、香油、白糖、盐混合调成汁,淋在藕片上,拌匀即可。

营养功效: 莲藕具有清热、利湿的功效。

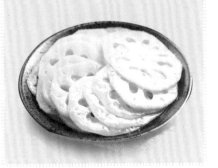

芹菜苦瓜粥

原料: 芹菜、苦瓜各 40 克,大米 100 克,盐适量。

做法: ①大米洗净,浸泡约 30 分钟;芹菜洗净,切小段;苦瓜洗净,去子切片。②锅中放入大米、水,大火煮沸,转小火熬煮。③待粥快熟时,放入芹菜、苦瓜,煮熟,加盐调味即可。

营养功效: 芹菜有一种特殊的香气,可去除孩子口中的浊气。

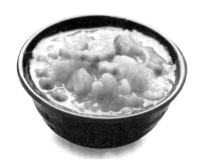

海带豆香粥

原料: 黄豆 40 克,海带丝 50 克,大米 80 克,葱花、盐各适量。

做法: ①黄豆、大米、海带丝均洗净,黄豆浸泡 6 小时,大米浸泡 30 分钟。②锅中放黄豆、大米、水,煮至快熟时放入海带丝,继续熬煮一会儿。③加盐调味,关火后撒上葱花即可。

营养功效: 海带除口臭的效果不错。

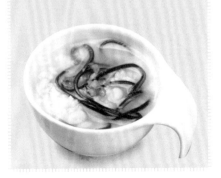

孩子口腔溃疡：
脾胃虚弱，内有湿热

口腔溃疡也被称为口疮，是一种小儿常见病，在口腔疾病中，其发病率仅次于牙周病和龋齿。现代医学临床病例发现，1~6岁的孩子发病率比较高，溃疡形状一般为圆形、椭圆形以及聚集成束或不规则形。

对症食谱

清炒大白菜

原料： 大白菜 200 克，蒜末、盐各适量。

做法： ①大白菜洗净，切丝。②锅烧热，放入油，待油热后放入蒜末、大白菜，炒出香味，加盐调味即可。

营养功效： 大白菜富含锌，有助于溃疡愈合。

大白菜的纤维比较粗，孩子吃的时候要细嚼慢咽。

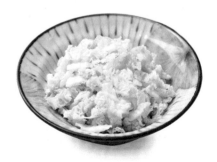

蒲公英姜汁

原料： 蒲公英 20 克，姜 30 克。

做法： ①蒲公英洗净，切碎，捣烂取汁。②姜洗净，捣烂后取汁。③将两种汁混合均匀，加水稀释后饮用即可。

营养功效： 此汁能够有效防治溃疡。

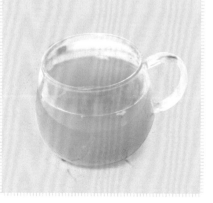

桑葚山药绿豆粥

原料： 桑葚 15 克，山药 30 克，绿豆 25 克，大米 50 克。

做法： ①绿豆洗净，提前浸泡一晚；大米洗净，浸泡 30 分钟。②桑葚洗净；山药去皮，洗净，切片。③锅中放入全部食材与水，大火煮沸，转小火熬煮至粥熟即可。

营养功效： 此粥具有养阴、润燥、清热的功效。

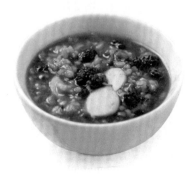

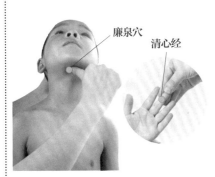

按摩穴位缓解口腔溃疡

廉泉穴（揉法）：廉泉穴位于下颚前正中线上，喉部上方、舌骨上缘凹陷处。用中指或拇指指端揉廉泉穴 2 分钟。

清心经（旋推）：心经位于中指螺纹面。左手固定孩子手腕，右手食指、中指、无名指并拢呈凹槽状固定住中指，右手拇指逆时针旋推 3 分钟。

引起口腔溃疡的 3 大原因

① 创伤引起的口腔溃疡。

② 缺乏 B 族维生素引起的口腔溃疡。

③ 体质因素引起的口腔溃疡。

牛奶白菜

原料： 牛奶 100 毫升，白菜 250 克，水淀粉、盐各适量。

做法： ①白菜洗净，切段。②油锅烧热，放入白菜炒熟，加盐调味。③牛奶、水淀粉混合均匀，倒在白菜上烧开即可。

营养功效： 白菜除了能够缓解口腔溃疡，还有养胃和中、利小便的功效。

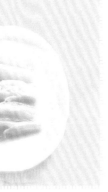

红豆鸭肉粥

原料： 红豆 20 克，大米 80 克，鸭肉、盐各适量。

做法： ①红豆洗净，提前浸泡一晚；大米洗净，浸泡 30 分钟。②鸭肉洗净，切块，放入开水中汆烫。③锅中放入全部食材，加水，大火煮沸，转小火熬煮至食材全熟，加盐调味即可。

营养功效： 此粥对缓解孩子口腔溃疡的效果不错。

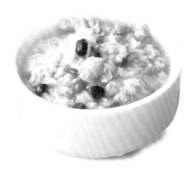

香菇油菜

原料： 油菜 250 克，鲜香菇 2 朵，盐适量。

做法： ①油菜洗净，切段，梗、叶分置。②香菇洗净，去蒂，切块。③油锅烧热，放入油菜梗，炒至快熟时，放入油菜叶略微翻炒。④放入香菇，炒至食材全熟，加盐调味即可。

营养功效： 香菇适合患有口腔溃疡的孩子食用。

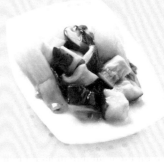

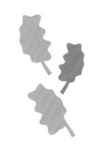

孩子胃不舒服：
脾胃受寒

　　胃部不舒服的原因有很多，与肝脾不和、脾胃受寒、脾胃虚弱或者内有湿热等都有一定的关联，可依照孩子的实际情况选择合适的食疗方。比如冬天天气寒冷，孩子脾胃易受寒，出现胃部不舒服的问题时，爸爸妈妈不妨用羊肉进行食疗，达到暖胃祛寒的目的。

对症食谱

山药羊肉奶汤

原料： 羊肉 100 克，牛奶 250 毫升，山药 30 克，姜片、盐各适量。

做法： ①将羊肉洗净，切成块；山药洗净，去皮，切成片，备用。②将羊肉和姜片放入砂锅中，加适量清水和盐，用小火炖熟。③放入山药和牛奶，待山药煮熟即可。

营养功效： 羊肉性温，能够缓解胃部受凉导致的胃痛。

糯米百合粥

原料： 糯米 100 克，百合瓣 30 克，红糖适量。

做法： ①糯米、百合瓣分别洗净。②将糯米、百合一同放入锅中，加水，熬煮成粥，放入红糖，拌匀即可。

营养功效： 此粥能够治疗阴虚胃痛。

生姜陈皮鲫鱼汤

原料： 鲫鱼 1 条，葱段、姜丝、陈皮、盐各适量。

做法： ①鲫鱼清理干净；陈皮洗净。②将葱段、姜丝、陈皮放入锅中，加水，放入鲫鱼，大火煮沸，转小火煮熟，加盐调味即可。

营养功效： 此汤适用于胃寒疼痛、虚弱无力等症。

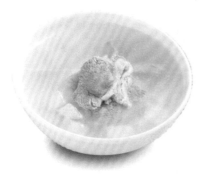

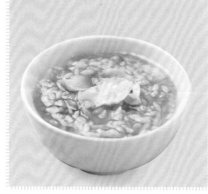

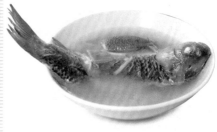

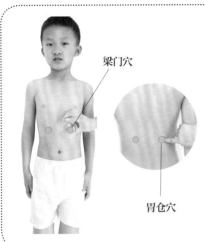

梁门穴

胃仓穴

按摩穴位缓解胃不舒服

梁门穴: 本穴位于脐中上四寸, 旁开两寸, 归属足阳明胃经, 经常按摩, 能够改善消化吸收功能。可拔罐, 也可用手指指腹按压此穴位, 左右穴各按压 1~3 分钟。

胃仓穴: 本穴位于背部, 当第 12 胸椎棘突下, 旁开三寸, 位属足太阳膀胱经, 经常按摩, 能够理气和胃, 利水消肿。用食指指腹揉按此穴位, 力度适中, 每次左右穴各 1~3 分钟。

好心情也可缓解胃痛

那么该如何拥有好心情呢?

①多晒太阳多运动。

②洗淋浴。

③睡足觉和听舒缓的音乐。

④学习绘画或者一门乐器。

南瓜芝麻粥

原料: 南瓜 200 克, 小米 50 克, 黑芝麻适量。

做法: ①小米洗净; 南瓜洗净, 去皮、去瓤, 切片。②锅中放入小米、水, 大火煮沸, 改小火慢煮。③南瓜片上锅蒸熟, 出锅后碾成泥。④待粥快熟后, 放入南瓜泥, 小火再煮 5 分钟, 放适量黑芝麻即可。

营养功效: 南瓜性温, 具有健脾益胃的功效。

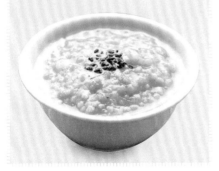

西红柿牛肉粥

原料: 西红柿 100 克, 牛肉 100 克, 大米 50 克, 盐适量。

做法: ①大米洗净, 浸泡 30 分钟。②西红柿洗净, 开水烫后去皮, 切碎; 牛肉洗净, 剁肉馅。③锅中倒水烧开, 放入牛肉馅, 烧开撇去浮沫, 再倒入西红柿、大米, 煮至粥熟, 加盐调味即可。

营养功效: 牛肉具有滋养脾胃的功效, 胃寒的孩子可适当食用。

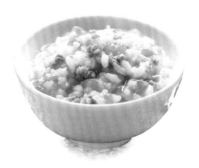

玫瑰花茶

原料: 玫瑰花 10 克。

做法: 玫瑰花放入茶壶中, 加沸水浸泡 5 分钟即可。

营养功效: 此茶可缓解气滞血瘀导致的胃痛。

玫瑰花茶功效很多, 家中不妨常备。

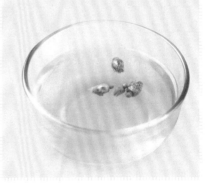

孩子积食发热：脾胃正气不足

孩子乳食内伤，食积胃肠，郁而化热，或者孩子体质较弱，抗邪能力不足，父母护理不周，均容易感染风寒，诱发感冒致发热，因此爸爸妈妈需要帮助孩子控制饮食，及时添减衣物。如果孩子出现积食发热情况，爸爸妈妈在及时降温处理后，可以尝试以下食疗。

对症食谱

碎菜包

原料： 碎菜 100 克，鸡蛋 1 个，自发面粉、香油、盐各适量。

做法： ①鸡蛋磕入碗中，打散。②油锅烧热，倒入蛋液，凝固后盛出。③将鸡蛋、碎菜、香油、盐倒入碗中，拌匀。④和好面，略饧后，擀成皮放入馅料包成包子，上锅隔水蒸熟即可。

营养功效： 适合积食的孩子食用。

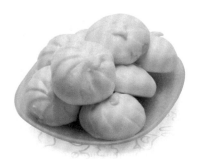

菠菜肉末粥

原料： 大米 30 克，菠菜 50 克，猪肉末 20 克，盐、葱花各适量。

做法： ①大米洗净，放入锅内，加适量水，熬至稀粥状；菠菜洗净，切碎备用。②在油锅中将葱花爆香，放入肉末翻炒。③待肉末变色，加盐再翻炒几下，待熟后放入粥中，搅匀，放入菠菜碎，烧煮片刻即可。

营养功效： 粥中含有的碳水化合物能为发热的孩子提供能量。

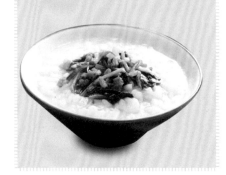

紫菜蛋花汤

原料： 紫菜 15 克，鸡蛋 1 个，虾皮、葱花、香油、盐各适量。

做法： ①虾皮洗净，用温水泡软；鸡蛋磕入碗中，打散。②锅中注水烧开，放入紫菜、虾皮，搅拌至散开，稍煮片刻。③将蛋液顺着筷子注入锅中，搅拌至散开，加入香油、盐拌匀，点缀葱花即可。

营养功效： 此汤能够为发热孩子迅速补充能量。

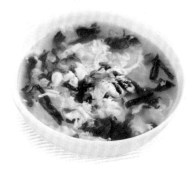

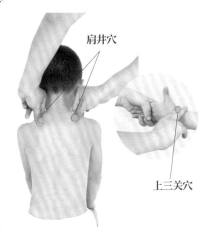

肩井穴

上三关穴

按摩穴位缓解发热症状

肩井穴（拿法）：当大椎穴与肩峰端连线的中点上。两手拇指和其余四指相对拿住肩井穴，轻快向上拿起，操作 1 分钟。

上三关穴（直推）：一只手握住孩子手指，另一只手食指、中指并拢，从腕横纹推至肘横纹（前臂桡侧），操作 3 分钟。

给孩子降温的注意事项

一般来讲，孩子正常体温为 36~37℃，婴儿腋温为 36~37.3℃。发热孩子体温在 38.5℃以下，多采用物理降温的方式，如果超过 38.5℃，则需要服退烧药，情况严重伴有抽搐等症状时需送医院。

小米绿豆粥

原料：绿豆 20 克，小米 60 克，大米 30 克。

做法：①绿豆洗净，浸泡 2 小时。②大米、小米洗净。③锅中注入清水，煮沸，放入大米、小米、绿豆，大火煮沸，转小火煮至全部食材熟透即可。

营养功效：此粥不仅易于消化，而且能够起到降火除燥的功效。

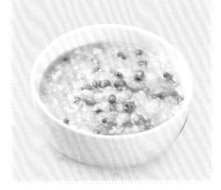

山药牛奶燕麦粥

原料：牛奶 200 毫升，燕麦片、山药各 30 克，白糖适量。

做法：①山药洗净，去皮，切块。②锅中注入牛奶，放入山药、燕麦片，小火煮（边煮边不时搅拌），煮至山药、燕麦片熟透，加白糖调味即可。

营养功效：半流质的粥适合因发热而食欲不佳的孩子。

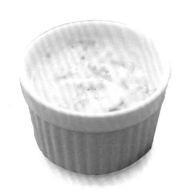

西瓜汁

原料：西瓜 500 克。

做法：①取西瓜瓤，去子，切块。②将西瓜块放入榨汁机中榨汁即可。

营养功效：西瓜利尿，维生素含量也比较丰富，适合给孩子榨汁饮用。

西瓜汁适宜在夏季饮用，其他季节的西瓜不应季，而且偏寒凉。

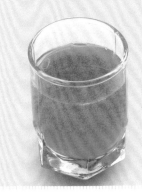

孩子咳嗽：脾虚积食

临床上，呼吸道急、慢性感染所导致的小儿咳嗽比较常见，因为孩子呼吸道血管丰富，气管、支气管黏膜比较娇嫩，所以容易发生炎症。咳嗽时呼吸道发出"咳咳"声，为人体自我清洁气道、清除异物的一种保护性反射动作。春季发生咳嗽的概率大一些。

对症食谱

山药豆腐

原料： 山药 100 克，豆腐 200 克，葱花、姜末、香油、酱油、盐各适量。

做法： ①山药洗净，去皮，切丁；豆腐洗净，切块。②油锅烧热，放入山药丁，翻炒片刻，加水。③烧开后放入豆腐块、姜末，煮沸，加盐、酱油，转小火炖约 10 分钟，淋上香油，撒上葱花即可。

营养功效： 此菜对干咳少痰有不错的调理效果。

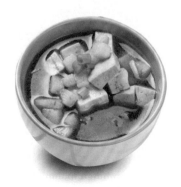

红糖姜水

原料： 红糖、大蒜、姜片各适量。

做法： ①大蒜、姜片均洗净，大蒜切片。②锅中放入姜片、红糖、大蒜，加水煮开，滤汁饮服即可。

营养功效： 红糖姜水对风寒感冒引起的咳嗽有不错的缓解作用。

饮用红糖姜水一定要对症，如果是上火导致的咳嗽则不宜饮用。

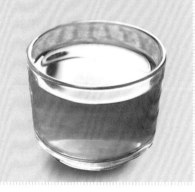

川贝雪梨猪肺汤

原料： 猪肺 100 克，川贝母 3 克，雪梨半个，盐适量。

做法： ①猪肺洗净，切厚片，汆烫后捞出过凉水。②雪梨洗净，去核，切块；川贝母洗净。③锅中注水煮沸，倒入全部原料，大火再次煮沸，小火煲约 2 小时，加盐调味即可。

营养功效： 此汤具有润肺止咳的功效。

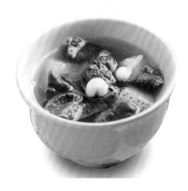

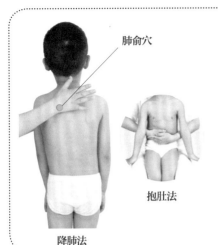

肺俞穴

抱肚法

降肺法

按摩穴位缓解咳嗽

降肺法 (直推)：右手掌根叩肺俞穴，力度稍重，以胸腔有振动为佳。叩后，手掌顺势向下推抹至腰部，反复操作，每次左右穴各 1 分钟。

抱肚法 (抱肚)：双手从孩子的腋下插入，置于胸前，双手掌重叠，手掌向上斜，掌心向后尽力挤压，同时孩子需配合挺胸、收腹。从胸腔逐渐向下至盆腔为 1 遍，操作 5~10 遍。

止咳糖浆不可随意用

止咳糖浆只能起到缓解咳嗽症状的作用，家长应遵医嘱给孩子选择治疗咳嗽的药，如果是由上呼吸道感染引起的，一般不需要吃咳嗽药；如果是病毒性感染引起的咳嗽，则需要先控制感染，再对症"下药"。

百合炖雪梨

原料：雪梨半个，鲜百合瓣、冰糖各适量。

做法：①雪梨洗净，去皮，切块。②百合瓣洗净，略泡。③锅中放入百合、雪梨，加水煎煮，然后加冰糖煮至百合熟烂即可。

营养功效：雪梨搭配百合具有化痰止咳、滋阴润燥的功效。

味道甜甜的，平时也可以经常给孩子食用。

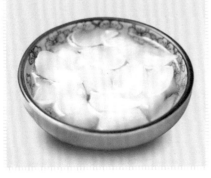

白萝卜蜂蜜水

原料：白萝卜 100 克，姜片 10 克，蜂蜜适量。

做法：①白萝卜洗净，去皮切丁。②锅中放入白萝卜丁、姜片，加水，大火煮沸，转小火煮约 30 分钟。③去姜片，加蜂蜜调味，趁热给孩子饮用即可。

营养功效：此饮具有化痰止咳、补益肺肾的功效。

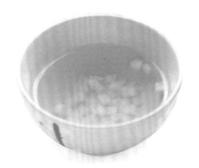

枇杷炖莲子

原料：鲜枇杷 3 个，雪梨半个，莲子 20 克，红枣、蜂蜜各适量。

做法：①雪梨洗净，去皮，去核，切块；莲子、红枣洗净。②鲜枇杷洗净，放入锅中，加水浓煎，去渣取汁。③浓汁中加入雪梨、红枣、莲子、蜂蜜，用小火熬至莲子肉熟烂即可。

营养功效：此汤具有止咳定喘的功效。

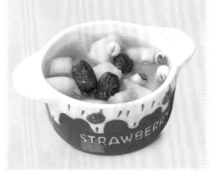

孩子常感冒：脾肺不足

孩子感冒主要是因为风寒或者风热从口、鼻、肌表侵犯肺系引起的，常以发热、鼻塞流涕、打喷嚏、舌苔薄为主要症状。气候突变、坐卧当风、养护不当易诱发感冒。一些孩子即便不是换季、受凉也会经常感冒，这可能是脾肺功能不足造成的。

对症食谱

葱白生姜粥

原料： 葱白 30 克，姜 20 克，糯米 50 克。

做法： ①糯米、葱白洗净，葱白切段；姜洗净，捣烂取汁。②将三者放入锅中，加水煮成粥，趁热食用即可。

营养功效： 葱白与姜具有发散风寒的功效，适用于风寒感冒的孩子。

姜汁鲜藕粥

原料： 莲藕 100 克，大米 50 克，生姜汁 10 克。

做法： ①大米洗净，浸泡 30 分钟；莲藕洗净，去皮，切片。②锅中放入大米、水，大火煮沸，放入藕片，再次煮沸，转小火熬煮约 40 分钟。③倒入生姜汁，拌匀，即可。

营养功效： 此粥对风寒感冒有不错的疗效。

蒜汁白糖饮

原料： 蒜泥 50 克，白糖适量。

做法： ①蒜泥用凉开水泡一夜。②将泡好的水去渣，加入白糖搅匀即可。

营养功效： 此饮具有散寒解表、润肺止咳的功效，适用于风寒感冒。

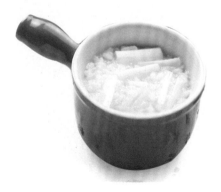
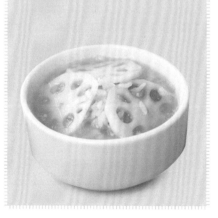
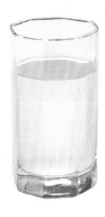

按摩穴位缓解感冒症状

风池穴(拿法):风池穴位于胸锁乳突肌与斜方肌上端之间的凹陷处。一只手拇指与食指相对,拿 3 点 1(即向中间拿捏 3 次后点 1 次),操作 1 分钟。

二扇门穴(掐揉):二扇门穴位于手背、中指根两侧凹陷中。两手拇指置于孩子二扇门穴处掐揉,揉 3 掐 1,力度适中,操作 1~3 分钟。

风池穴

二扇门穴

易患呼吸系统疾病的原因

孩子的呼吸系统发育还不完善,呼吸道的免疫功能较差,鼻腔较短,鼻毛较少,黏膜柔嫩,所以他们身体对空气中有害物质的过滤不像成年人那么好。

土豆苹果粥

原料:土豆、苹果各半个,大米 50 克。

做法:①大米洗净,浸泡 30 分钟;土豆、苹果洗净,去皮去核。②土豆、苹果切片蒸熟,捣成泥。③将大米放入锅中煮粥,快熟时放入土豆泥、苹果泥,小火继续煮熟即可。

营养功效:此粥适用于患有感冒的孩子。

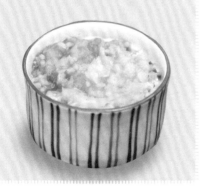

紫米甜粥

原料:大米、血糯米、紫米各 30 克,冰糖适量。

做法:①大米、血糯米、紫米洗净,浸泡 30 分钟。②将大米、血糯米、紫米放入锅中,加入足量水,大火煮沸。③转小火煮至粥稠,加入冰糖拌至融化即可。

营养功效:此粥对因体质虚弱引起的感冒有一定益处。

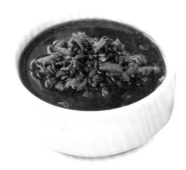

菠萝甜椒杏汁

原料:菠萝 100 克,甜椒、杏各 50 克,盐适量。

做法:①菠萝洗净,去皮,切小块,用淡盐水浸泡 30 分钟,然后用凉开水浸泡。②甜椒洗净,去蒂,去子,切小块;杏洗净,去核,切小块。③将所有材料放入榨汁机,加凉白开榨汁即可。

营养功效:此汁对预防感冒、缓解精神疲劳效果不错。

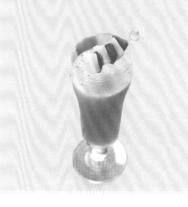

孩子患肺炎：脾肺气虚

肺炎是一种小儿常见病，3岁以内的孩子在冬、春季患肺炎较多，可能由病毒或细菌引起。肺炎主要症状为：发热、咳嗽、气紧、嘴唇发绀(紫)、气急鼻扇，持续3~5天，体温偏高。在饮食方面，爸爸妈妈应加强孩子营养，多吃富含蛋白质与维生素的食物，且要少食多餐。

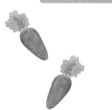

对症食谱

枇杷鸡肉

原料： 枇杷3个，嫩鸡肉100克，葱花、姜片、番茄酱、高汤、料酒、盐各适量。

做法： ①锅中加葱花、姜片、料酒、高汤、盐，煮成卤汁。②嫩鸡肉洗净，煮熟，放入卤汁中浸泡30分钟后取出切片。③枇杷洗净，去皮去核，对切，与鸡肉一同放入盘中。④番茄酱加盐调匀，浇在鸡肉上即可。

营养功效： 枇杷能够通过梳理肺气来清降肺火。

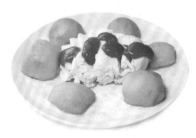

胡萝卜炒鸡蛋

原料： 胡萝卜半根，鸡蛋2个，盐适量。

做法： ①胡萝卜洗净，去皮切丝；鸡蛋磕入碗中，搅成蛋液。②油锅烧热，放入胡萝卜丝，炒熟盛出。③锅中留油，放入鸡蛋，待凝固后，放入胡萝卜丝拌炒至熟，加盐调味即可。

营养功效： 此菜能够增强孩子抵抗力，有效预防肺炎的发生。

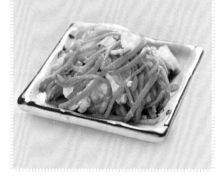

金针菇拌肥牛

原料： 肥牛卷150克，金针菇100克，香菜末、姜末、葱花、生抽、盐各适量。

做法： ①金针菇洗净，去老根，撕成丝，焯烫后捞出。②肥牛倒入开水中余烫后捞出。③油锅烧热，倒入肥牛、姜末、生抽、盐，翻炒，盛出，倒在金针菇上拌匀，撒上香菜末、葱花即可。

营养功效： 金针菇有抗菌消炎的作用；肥牛富含蛋白质。

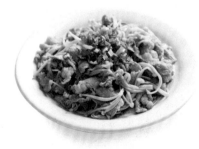

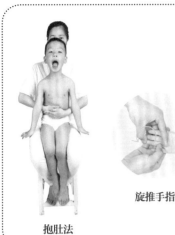

旋推手指

抱肚法

按摩穴位缓解肺炎

抱肚法(抱肚):双手从孩子腋下插入,置于胸前,双手掌重叠,手掌向上斜,掌心向后尽力挤压,同时孩子需配合挺胸、收腹。再从胸腔逐渐向下至盆腔为 1 遍,操作 5~10 遍。

清肺平肝(旋推手指):固定孩子手腕,右手食指、中指、无名指并拢,呈凹槽状固定住孩子食指与无名指,左手拇指盖住两手指尖逆时针旋推 1~3 分钟。

孩子得肺炎后如何应对

孩子得肺炎后必须去医院进行规范治疗,以防病情加重。除药物治疗外,还要带孩子去空气清新的地方锻炼身体,或在医生指导下为孩子拍背,有利于痰液咳出。

山药排骨汤

原料: 山药 100 克,排骨块 200 克,枸杞子、姜片、盐各适量。

做法: ①山药洗净,去皮,切块;枸杞子洗净。②排骨块洗净,放入开水中余烫后捞出。③将排骨、山药、枸杞子、姜片放入锅中,加水,大火煮沸,转小火熬约 2 小时,加盐调味即可。

营养功效: 此汤适合孩子炎症后期恢复食用。

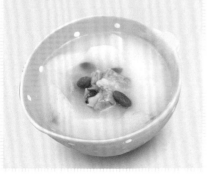

枇杷百合银耳汤

原料: 枇杷 3 个,银耳 10 克,百合、白糖各适量。

做法: ①银耳冷水泡发,撕成小朵放入碗中,加水,上蒸笼蒸约 1 小时。②枇杷洗净,去皮、去核,切块;百合洗净,掰成瓣。③锅中注水烧开,放入银耳煮沸,然后放入枇杷、百合与白糖,再煮约 5 分钟即可。

营养功效: 此汤具有滋阴润燥、止咳的功效。

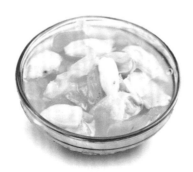

豆腐皮粥

原料: 豆腐皮 30 克,大米 80 克,盐适量。

做法: ①大米洗净,浸泡 30 分钟;豆腐皮洗净,切丝。②锅中放入大米、水,大火煮沸,转小火熬煮。③待粥熬煮至稠时,放入豆腐皮丝,小火略煮,加盐调味即可。

营养功效: 豆腐皮性平,具有清肺、养胃、止咳的功效。

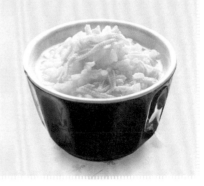

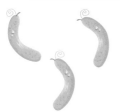

孩子患哮喘：脾肺不足

小儿哮喘是一种表现为反复发作性咳嗽、喘鸣与呼吸困难的呼吸道疾病。哮喘的发生和环境因素密切相关，如果环境污染严重，患哮喘的概率就会上升。哮喘会给孩子健康造成较大损害，因此，家长应了解一些关于哮喘的知识，并从饮食、运动等方面防治哮喘。

对症食谱

山药白萝卜粥

原料：山药 30 克，白萝卜 50 克，大米 80 克，盐适量。

做法：①大米洗净，浸泡 30 分钟。②山药、白萝卜均洗净，去皮切块。③锅中倒入大米、水，大火煮沸。④放入山药、白萝卜，再次煮沸，转小火，待食材熟烂时，加盐调味即可。

营养功效：此粥具有止咳定喘的功效。

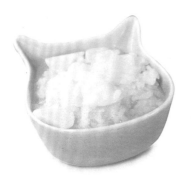

丝瓜燕麦粥

原料：丝瓜 50 克，燕麦仁 50 克，香油、盐各适量。

做法：①燕麦仁洗净，浸泡 30 分钟；丝瓜洗净，去皮，切块。②锅中倒入燕麦仁、水，大火煮沸，转小火熬煮。③待粥快熟时，放入丝瓜，略煮片刻，加盐调味，关火，淋上香油即可。

营养功效：此粥对热性体质且患有哮喘的孩子有益。

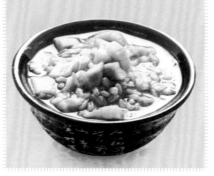

杏仁猪肺汤

原料：甜杏仁 10 克，猪肺 100 克，姜片、盐各适量。

做法：①甜杏仁洗净。②猪肺洗净，切块，用开水焯烫去血水，捞出。③锅中放入猪肺、甜杏仁、姜片、水，煮熟加盐调味即可。

营养功效：此汤能够提升孩子免疫力，对过敏性咳嗽等呼吸道疾病有一定的缓解作用。

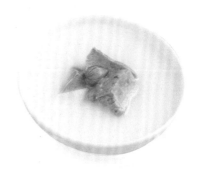

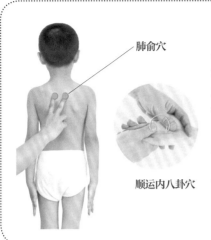

肺俞穴

顺运内八卦穴

按摩穴位缓解哮喘症状

肺俞穴(点揉)：肺俞穴位于背部，第3胸椎棘突下旁开一点五寸外，左右各一。以食指、中指二指点揉该穴位3分钟。

内八卦穴(运法)：内八卦穴在掌心，家长用一只手固定住孩子的手腕，用另一只手拇指指腹快速顺时针运内八卦穴3分钟。

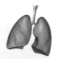

哮喘能够根治吗

爸爸妈妈不必过于担心，孩子哮喘控制率高于成人。对于多数患哮喘的孩子来讲，如果经过系统性治疗，在青春期前能将哮喘控制到两年不发作，后续就能有效控制了。

南瓜红枣汤

原料：南瓜100克，红枣3颗，红糖适量。

做法：①南瓜洗净，削皮，去瓤，切条；红枣洗净。②南瓜与红枣放入锅中，加水，大火煮沸。③转小火煮约30分钟，加红糖调味即可。

营养功效：此汤具有健脾益气、补肾益肺的功效。

南瓜甜糯，平时也可以经常做给孩子吃。

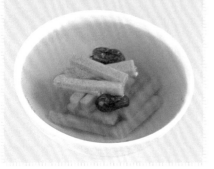

蜂蜜鸡翅

原料：鸡翅5个，蜂蜜水、酱油、蚝油、番茄酱、蒜末各适量。

做法：①鸡翅洗净，放入热水锅中汆烫后捞出。②将所有调料放入碗中拌匀，均匀地涂抹在鸡翅上。③油锅烧热，放入处理好的鸡翅，煎至两面金黄即可。

营养功效：蜂蜜适合患哮喘的孩子食用。

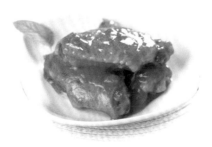

炒油菜

原料：油菜300克，蒜末、盐各适量。

做法：①油菜洗净，对半切开，沥干。②油锅烧热，放入蒜末炒香，倒入油菜，大火翻炒至熟，加盐调味即可。

营养功效：此菜清淡、易消化，适合患哮喘的孩子食用。

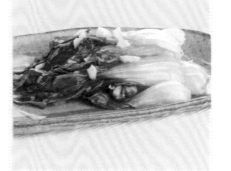

孩子打嗝：胃气上逆

打嗝又被称为"膈肌痉挛"，中医上指的是气逆上冲、喉间呃呃连声、声短而频、不能自行控制的一种病症。打嗝常常和进食吞咽仓促、受凉或精神刺激等因素有关，引起膈肌暂时性痉挛。偶尔打嗝是正常的生理现象，但如果经常打嗝就需要调养脾胃了。

对症食谱

冬瓜绿豆汤

原料： 冬瓜 200 克，绿豆 30 克，盐适量。

做法： ①绿豆洗净，提前浸泡一晚；冬瓜洗净，留皮切块。②绿豆与冬瓜一同放入锅中，加水，大火煮沸，转小火熬煮约 15 分钟，加盐调味即可。

营养功效： 绿豆具有消肿通气、清热去火的功效。

此汤性寒凉，需适量饮用。

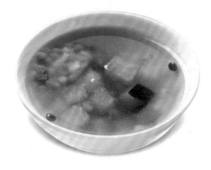

银鱼豆腐

原料： 银鱼 50 克，豆腐 200 克，葱末、姜末、香油、盐各适量。

做法： ①豆腐冲洗干净，切块；银鱼洗净。②油锅烧热，放入葱末、姜末，炒香，倒入水。③煮开后，放入豆腐块、银鱼，大火煮开，加盐，出锅时淋入香油即可。

营养功效： 银鱼具有补虚益损、健脾和胃的功效。

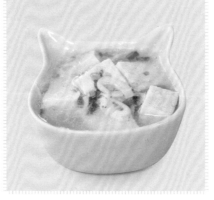

玫瑰枸杞子红枣茶

原料： 红枣 2 颗，玫瑰花、枸杞子各适量。

做法： ①红枣、枸杞子洗净。②将所有材料放入杯中，用开水冲泡30 分钟左右，温度适宜后饮用即可。

营养功效： 此茶可改善肠胃功能，有增益体力的功效，进而缓解打嗝症状。

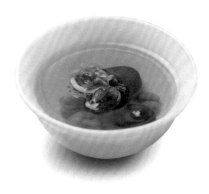

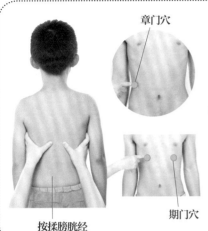

按摩穴位治打嗝

章门穴

期门穴

按揉膀胱经

膀胱经(按揉): 此法能够温肾助阳,尤其适合体寒的打嗝孩子。伸出双手拇指按揉背部膀胱经的循行部位(脊柱旁开一点五寸)。

章门穴、期门穴: 按摩此两处穴位能够疏肝理气以止嗝止呕。用食指指腹按揉章门穴、期门穴,左右穴各 2~3 分钟,直到有温热感为宜。

适当运动防打嗝

孩子休息不足,饮食失调,活动量极少,长此以往,会导致脾胃虚弱,表现为消化不良、缺乏食欲、易打嗝胃胀、疲倦乏力,因此爸爸妈妈应经常带孩子运动,多参加户外活动。

豆腐苦瓜汤

原料: 豆腐 150 克,苦瓜 50 克,香油、彩椒丝、盐各适量。

做法: ①苦瓜洗净,去瓤切条,用盐腌一下。②豆腐冲洗干净,切片。③锅中放入豆腐片、苦瓜条,加水,小火煮至食材全熟,放入香油、盐调味,点缀上彩椒丝即可。

营养功效: 豆腐性寒,能够降胃火、防打嗝。

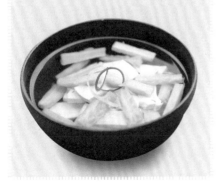

雪梨红糖水

原料: 雪梨 100 克,红糖适量。

做法: ①雪梨洗净,切块,加水煎煮成梨汁,捞出梨块。②雪梨汁中加入红糖,煮至化开即可。

营养功效: 此饮品能够有效抑制打嗝。

红糖可祛寒取暖,寒性体质的孩子可适量多吃。

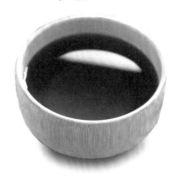

刀豆蜜饮

原料: 刀豆 20 克,红枣 5 颗,蜂蜜适量。

做法: ①将刀豆、红枣洗净,入锅,加适量水,浓煎 2 次,每次 30 分钟,去渣留汁。②将 2 次浓煎汁液合并,加清水后继续煨煮,趁热调入蜂蜜,拌匀即可。

营养功效: 刀豆具有温中下气的功效,适合寒邪导致打嗝的孩子饮用。

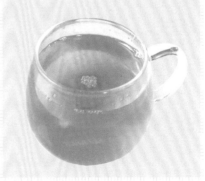

孩子尿床：脾肾不足

　　尿床又被称为遗尿，指的是 5 岁以上的孩子在睡眠中无法控制小便而自行排尿的一种病症。中医认为，孩子遗尿多是因为先天肾气不足、下元虚冷。除此之外，心理因素、遗传因素、功能性膀胱容量减少、家长未对孩子进行排尿训练等，均可能导致孩子尿床。

对症食谱

韭菜子面饼

原料： 韭菜子 20 克，面粉 80 克。

做法： ①韭菜子用干锅炒香后研磨成细粉，和入面粉，加水揉面，制成面饼。②锅中加水，将面饼上屉隔水蒸熟，切块即可。

营养功效： 韭菜子具有补肾止遗、暖胃健脾的功效。

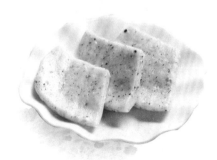

焦核桃蜂蜜

原料： 核桃仁 100 克，蜂蜜 15 克。

做法： ①锅烧干，放入核桃仁，炒至发焦（不要炒煳）。②取出核桃仁，待凉后调入蜂蜜即可。

营养功效： 焦核桃蜂蜜具有滋阴润肺、补肾健脑的功效。

可作为零食给孩子吃，但不要多吃，一天一两个即可。

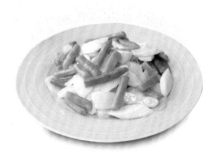

山药炒四季豆

原料： 山药、四季豆各 150 克，去皮荸荠 100 克，水淀粉、香油、盐各适量。

做法： ①山药洗净，去皮，切片；荸荠洗净，切片；四季豆择洗干净，切段，焯熟。②油锅烧热，放山药、四季豆、荸荠炒熟，加盐调味，用水淀粉勾芡，起锅淋上香油即可。

营养功效： 此菜有养胃补肾气的作用。

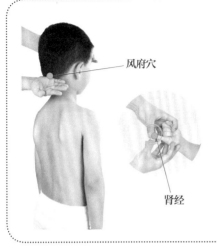

风府穴

肾经

按摩穴位缓解尿床

风府穴（振法）：一只手扶孩子前额，另一只手握拳轻叩风府穴数次后，以掌根斜向上方击风府穴，并就势拔伸颈部穴，并振风府。反复操作 2~3 分钟。手法应轻柔，避免伤到孩子。

补肾经（旋推）：肾经位于小指螺纹面。左手固定手，右手食指、中指、无名指并拢，呈凹槽状固定住孩子小指，右手拇指顺时针旋推 2 分钟。

分清脾肾不足型尿床和肾气不足型尿床

脾肾不足型尿床的孩子看起来形体消瘦，而且经常精神倦怠，大便清稀，食欲不佳；肾气不足型尿床的孩子，反应迟钝，肢体怕寒，腰腿软弱无力，小便色清量多。

芒果酸奶

原料： 芒果 150 克，酸奶 200 毫升。

做法： ①芒果洗净，取果肉，切丁。②倒入酸奶即可。

营养功效： 此果饮具有生津止渴、固涩的功效。

营养好喝，酸甜的口味让孩子喜欢。

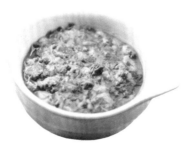

菠菜猪肝泥

原料： 猪肝 60 克，菠菜 100 克。

做法： ①猪肝洗净，去除筋膜，用刀或者边缘锋利的勺子刮成泥，备用。②菠菜洗净，选出较嫩的叶子，在开水中焯 2 分钟左右，捞出凉凉，切末。③将猪肝泥与菠菜末放入锅中，加入清水，用小火煮，需边煮边搅拌，至猪肝泥熟烂，即可。

营养功效： 猪肝含有多种营养素，能够提升孩子免疫力。

红枣荔枝饮

原料： 红枣 5 颗，干荔枝肉 10 克。

做法： ①红枣洗净，去核；干荔枝肉洗净。②将全部材料放入锅中，加水煮熟，滤汁饮用即可。

营养功效： 荔枝具有补脾肾、益气血的功效。

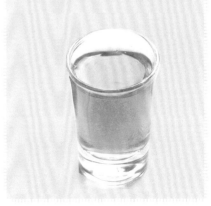

孩子呕吐：脾胃受寒

凡是外感邪气、内伤乳食均会对胃的正常功能造成影响，导致胃失和降、胃气上逆，引起呕吐。孩子呕吐是食管、胃或肠道呈逆蠕动，并伴有腹肌强力痉挛和收缩，迫使食管和胃的内容物从口和鼻涌出造成的。

对症食谱

柠檬生姜饮

原料：柠檬 50 克，姜 20 克，白糖适量。

做法：①柠檬、生姜均洗净，切块。②将柠檬、生姜放入榨汁机中，加水榨汁，过滤后调入白糖拌匀即可。

营养功效：生姜能够增加孩子消化能力，适用于呕吐的孩子。

山楂白糖饮

原料：炒山楂 15 克，白糖适量。

做法：①炒山楂洗净。②锅中放入炒山楂，加少量水煎汁后，兑入白糖拌匀即可。

营养功效：此饮适用于因食滞伤胃而呕吐的孩子。建议每天饮用 2 次。

山楂可健脾生津，还能治疗孩子积食。

白扁豆炖猪肚

原料：白扁豆 10 克，猪肚 200 克，白胡椒粉、盐各适量。

做法：①猪肚洗净，切条；白扁豆洗净。②锅中放入猪肚，加入白扁豆、白胡椒粉和水，小火慢炖至熟烂，加盐调味即可。

营养功效：胡椒加猪肚能有效缓解因胃寒引起的呕吐。

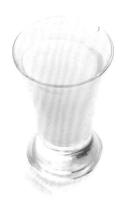
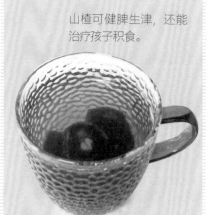
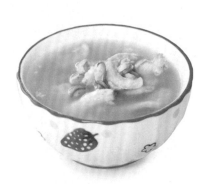

按摩穴位缓解呕吐

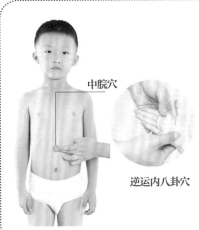

中脘穴

逆运内八卦穴

中脘穴(揉法):中脘穴位于脐上四寸、剑突下至脐连线的中点。用拇指或中指指腹回旋揉 1 分钟。

内八卦穴(运法):一只手拇指与食指围成圆圈控制孩子手掌,另一只手拇指指腹逆时针快速运 2 分钟左右。

孩子呕吐如何处理

首先,维持呼吸道畅通。呕吐时,应让孩子身体前倾或侧卧,让呕吐物流出,避免造成窒息。其次,及时清洁口腔。用温水给孩子漱口,保持口腔清洁。最后,短暂禁食后,让孩子吃些清淡食物。

生姜牛奶

原料:牛奶 150 毫升,姜末、白糖各适量。

做法:锅中倒入牛奶、姜末、白糖混合均匀,煮沸,过滤饮用即可。

营养功效:生姜与牛奶同食,不仅能够缓解呕吐,还能祛除寒气,适用于腹部受凉后呕吐的孩子。

橘皮粥

原料:干橘皮 10 克,大米 50 克。

做法:①干橘皮洗净泡软,切丁。②大米淘洗干净,倒入锅中,加水,放入橘皮丁。③用大火煮沸后,转小火熬煮,待全部食材熟烂即可。

营养功效:此粥具有健脾和胃的功效。

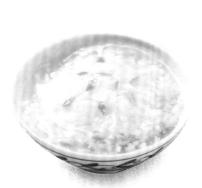

姜枣汤

原料:姜片、红枣各适量。

做法:①红枣洗净。②锅中放入姜片、红枣,加水煎煮,大火煮沸,转小火熬煮约 30 分钟即可。

营养功效:姜、红枣同食能够健脾温胃,适用于脾胃虚寒导致呕吐的孩子。

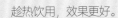

趁热饮用,效果更好。

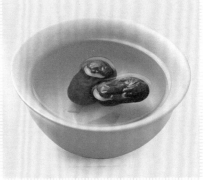

孩子肥胖：脾气湿盛

单纯由饮食过多引起的肥胖，从中医角度而言，多属于脾气湿盛型。爸爸妈妈应从饮食、按摩穴位等方面着手，为孩子减体重、添动力，让孩子不因体重过重而烦恼。

对症食谱

凉拌菠菜

原料：菠菜 200 克，蒜末、生抽、香油、盐各适量。

做法：①菠菜择洗干净，放入沸水锅中，焯水 30 秒，捞出，切段，待用。②将菠菜段放入大碗中，加入适量蒜末、香油、生抽、盐，搅拌均匀，即可。

营养功效：菠菜中含有的膳食纤维能够促进孩子肠胃蠕动。

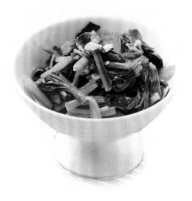

杂粮粥

原料：大米 150 克，薏米 60 克，绿豆 50 克，百合 25 克，白糖适量。

做法：①百合洗净，掰成小瓣；大米、薏米、绿豆洗净，清水浸泡 1 小时左右，备用。②将大米、薏米、绿豆放入清水锅中，大火煮沸，转小火煮至食材熟烂，加入百合稍煮，放入白糖搅匀，即可。

营养功效：此粥热量低，还具有补脾胃的功效。

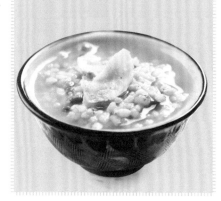

芹菜炒牛肉

原料：牛肉 150 克，芹菜 200 克，葱丝、姜末、淀粉、料酒、白糖、酱油、盐各适量。

做法：①牛肉洗净，切丝，加盐、料酒、酱油、淀粉、白糖、水，拌匀，腌制约 15 分钟。②芹菜洗净，去叶，切段。③油锅烧热，煸香葱丝、姜末，放牛肉丝、芹菜段，炒匀，加水、白糖、盐，炒熟即可。

营养功效：此菜富含膳食纤维、优质蛋白质等营养物质。

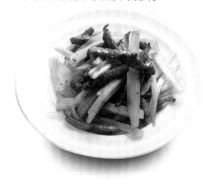

按摩穴位缓解肥胖

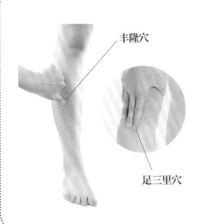

丰隆穴

足三里穴

丰隆穴：本穴位属足阳明胃经。经常按摩，能够调节脾胃两经，治疗各种胃肠疾病，调节脂肪代谢。用大拇指指压，食指配合做扭拧的动作。

足三里穴：本穴位在小腿前外侧，爸爸妈妈用中间三指的指腹刺激孩子此穴位，按、压、揉、搓皆可。

轻、中、重度肥胖标准

孩子轻度肥胖的标准为超过标准体重的20%~29%；中度肥胖的标准为超过标准体重的30%~49%；重度肥胖的标准为超过标准体重的50%。

秋葵拌鸡肉

原料：秋葵 50 克，鸡肉 100 克，圣女果 2 个，柠檬半个，橄榄油、盐各适量。

做法：①秋葵洗净，焯烫后捞出，去蒂，切小段；鸡肉洗净，煮熟，切块；圣女果洗净，对切。②碗中倒入橄榄油、盐，再挤一些柠檬汁拌匀。③将所有食材放入另一只碗中，淋上调味汁即可。

营养功效：此菜具有保护肝脏、增强体力的功效，且热量低。

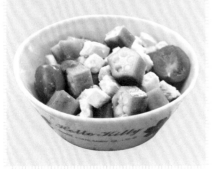

黄瓜拌金针菇

原料：黄瓜 200 克，金针菇 100 克，蒜末、芝麻酱、白糖、盐各适量。

做法：①黄瓜洗净，切丝；金针菇去根，洗净，放入开水中焯熟，捞出。②取大碗，倒入黄瓜丝、金针菇，加上蒜末，搅拌均匀，再加入适量白糖、盐，淋上芝麻酱，拌匀即可。

营养功效：此菜不仅能助孩子控制体重，还富含多种维生素。

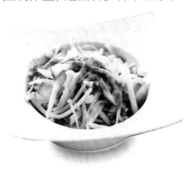

胡萝卜洋葱饼

原料：洋葱、胡萝卜各 40 克，面粉 50 克，鸡蛋 1 个，葱花、水淀粉、姜末、盐各适量。

做法：①洋葱、胡萝卜洗净，切碎，放入碗中，加入葱花、姜末、水淀粉，拌匀。②碗中打鸡蛋，加盐搅匀，加入面粉、水，搅成面糊。③油锅烧热，倒入适量面糊，摊成饼，煎熟即可。

营养功效：此饼热量低，且富含膳食纤维，可促进肠胃蠕动。

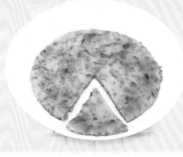

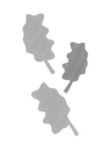

孩子反流性食管炎：
脾胃虚弱

反流性食管炎指的是由胃、十二指肠内容物反流入食管引起的食管炎症性病变。中医的观点是反流性食管炎和情绪不良、气机上逆有一定的关联，另外，和寒邪犯胃、脾胃虚弱等也有关系，可从疏肝和胃、补脾胃之气入手来进行调理。

对症食谱

苋菜煮面条

原料： 面条、苋菜各 100 克，盐适量。

做法： ①苋菜洗净，焯烫后捞出，切碎。②锅中注水煮沸，放入面条，煮熟后放入苋菜碎，略煮，加盐调味即可。

营养功效： 苋菜搭配面条易消化又清淡，适合患有反流性食管炎的孩子食用。

牛奶核桃粥

原料： 大米 50 克，核桃仁 10 克，鲜牛奶 300 毫升。

做法： ①大米淘洗干净，加适量水，煮沸。②放入核桃仁，中火熬煮 30 分钟。③倒入鲜牛奶，搅拌均匀即可。

营养功效： 牛奶具有补虚损、益肺胃的功效。

菱角红糖粥

原料： 新鲜菱角 100 克，大米 80 克，红糖适量。

做法： ①大米洗净；菱角洗净取肉。②将大米、菱角肉放到锅中，加水，大火煮沸，转小火煮熟，放红糖调味即可。

营养功效： 此粥具有益胃肠、健脾益气的功效。

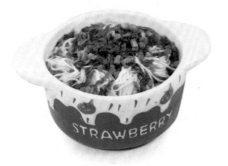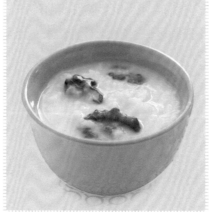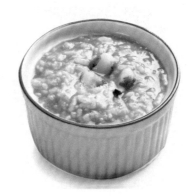

按摩穴位缓解症状

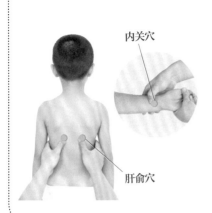

内关穴

肝俞穴

肝俞穴（按揉）：位于背部，第9胸椎棘突下，旁开一点五寸。家长用拇指按揉肝俞穴3～5分钟，可缓解胃痛、脊背痛等症状。

内关穴（按揉）：位于手臂前面的正中间，手腕横纹上两寸的地方，按揉此穴位，能够改善因反流性食管炎引发的呕吐、胸闷、痉挛等症状。

缓解反流性食道炎的 4 种小妙招

①注意少食多餐。

②晚餐不宜吃得过饱。

③保持心情愉快。

④睡觉时可将枕头整体抬高 10~15 厘米。

山药三明治

原料：山药50克，煮鸡蛋1个，培根1片，切片面包2片，沙拉酱适量。

做法：①山药蒸熟，去皮，压成泥；鸡蛋切成末。②培根煎熟，取出，切碎。③培根、山药、鸡蛋与沙拉酱拌匀，抹在面包片上，略压，切成三角形，即可。

营养功效：此三明治中含有磷、钙、钾等营养素，营养全面、丰富。

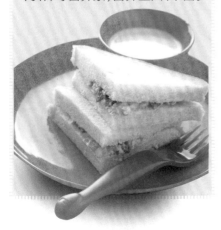

荠菜粥

原料：鲜荠菜50克，大米100克，盐适量。

做法：①鲜荠菜洗净，切碎。②大米淘洗干净，放入锅中，加水大火煮沸，转小火熬煮。③粥快熟时，放入荠菜，继续熬煮至粥熟，放盐调味即可。

营养功效：荠菜具有健脾利水、止血解毒的功效。

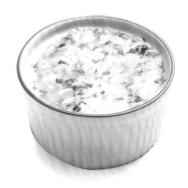

土豆拌海带丝

原料：鲜海带丝150克，土豆100克，蒜末、醋、盐各适量。

做法：①海带丝洗净；土豆洗净，去皮，切成丝，两者均放入沸水锅中焯一下，捞出。②将海带丝与土豆丝放一起，加入蒜末、醋和盐，拌匀即可。

营养功效：海带有助于缓解反流性食管炎的症状。

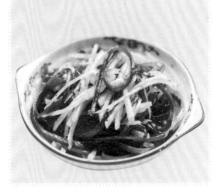

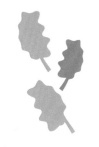

孩子流鼻血：
胃火、肝火、肺火旺

肺、胃、肝火热偏盛，以致血溢清道，从鼻孔中流出而成为鼻出血，可以多吃一些丝瓜、木瓜、带鱼、芹菜等来清热降火。孩子的鼻黏膜很薄且毛细血管丰富，当外界气候变化时或孩子玩耍时不慎磕碰、用力挖鼻孔或揉鼻子，均可能导致流鼻血。

对症食谱

西米猕猴桃糖水

原料： 西米 100 克，猕猴桃 2 个，枸杞子、白糖各适量。

做法： ①将西米洗净，用清水泡 2 小时；猕猴桃洗净，去皮切成粒；枸杞子洗净。②锅里放适量水烧开，放西米煮 15 分钟，加猕猴桃、枸杞子、白糖，用小火煮透即可。

营养功效： 猕猴桃有解热止渴的作用，搭配西米效果更佳。

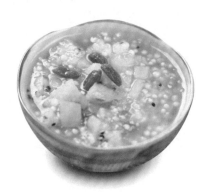

木耳菜鱼片汤

原料： 木耳菜 100 克，鱼片 100 克，姜片、盐各适量。

做法： ①木耳菜洗净，沥干，切段；鱼片洗净，加盐略腌。②锅中加水煮沸，放入姜片、鱼片，待鱼片浮起。③然后放入木耳菜，煮至菜熟，加盐调味即可。

营养功效： 此汤适合肝火比较旺的孩子食用。

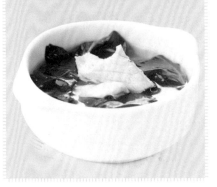

荷塘小炒

原料： 莲藕片 100 克，胡萝卜片、荷兰豆各 50 克，木耳、水淀粉、盐各适量。

做法： ①木耳洗净，泡发，撕小朵；荷兰豆洗净。②水淀粉加盐，调成芡汁。③将全部食材焯至断生，捞出沥干。④油锅烧热，放入全部食材炒香，浇入芡汁勾芡即可。

营养功效： 藕片有清热去火的功效。

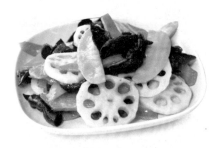

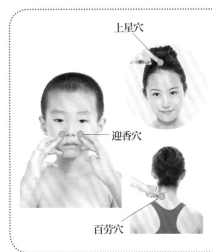

按摩穴位防治流血

上星穴

迎香穴

百劳穴

迎香穴(按揉)：用中指沿孩子笑纹及鼻子两侧，做上下按摩或以正三角形方向按摩，速度可缓慢，1 分钟按 1 遍。

上星穴(按揉)：用指尖进行按摩，由轻渐重按揉上星穴 2~5 分钟，每天按摩 1~2 次。

百劳穴(按压)：用大拇指指尖用力按压百劳穴，一般情况下，2~3 分钟可以止住血。

流鼻血的处理方法

爸爸妈妈不可慌乱，先安抚好孩子情绪，然后让孩子采取直立坐姿，头稍微向前倾，微微向下。如果孩子口中有血，则需要让他吐出，然后按住出血一侧的鼻翼。

鳝丝打卤面

原料：面条、鳝鱼丝各 100 克，葱末、姜末、香油、高汤、盐各适量。

做法：①鳝鱼丝余烫后捞出，沥干。②油锅烧热，放鳝鱼丝，炸至鳝鱼丝发硬时，捞出。③锅中放香油，放入葱末、姜末、高汤、盐，制成卤汁，倒入鳝鱼丝，炒匀，浇在煮好的面条上即可。

营养功效：鳝鱼具有补脾益气的功效。

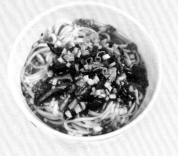

苦瓜炒茄子

原料：苦瓜、茄子各 150 克，青椒、红椒、蒜末、生抽、蚝油、盐各适量。

做法：①全部食材洗净，切条。②茄子用盐腌一下。③油锅烧热，爆香蒜末，倒入茄子条翻炒片刻，放苦瓜条炒软，最后放入青椒条、红椒条，加盐调味，炒至食材熟透，调入生抽、蚝油炒匀即可。

营养功效：苦瓜具有去火的功效。

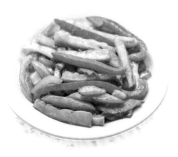

凉拌西瓜皮

原料：西瓜皮 150 克，红椒 30 克，白糖、醋、酱油、盐各适量。

做法：①西瓜皮洗净，去外皮，切丁，用盐腌 20 分钟(去水分)。②红椒洗净去蒂、去子，切成小方块，放盐拌匀。③将西瓜皮、红椒、白糖、醋、酱油拌匀即可。

营养功效：此菜对去胃火有不错的效果。

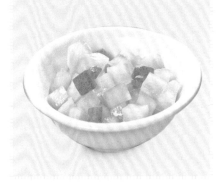

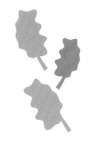

孩子荨麻疹：脾胃虚弱，免疫力低下

荨麻疹又被称为风疹块，发病时，孩子皮肤上会出现许多形状不同、大小各异、红色、隆起、中间呈白色的疹子，而且患病部位非常痒。疹子出现后 24 小时内会自动消失，因为非常痒，孩子会忍不住抓，造成皮肤表皮破损而引起继发性皮肤感染。

对症食谱

马齿苋蒲公英粥

原料： 马齿苋、蒲公英各 15 克，大米 80 克。

做法： ①大米洗净，浸泡 30 分钟；蒲公英、马齿苋洗净，切碎。②锅中放入大米、水，大火煮沸，转小火，熬煮。③待粥快熟时，放入马齿苋、蒲公英，小火熬煮至熟即可。

营养功效： 此粥具有清热、抑菌、消炎的功效。

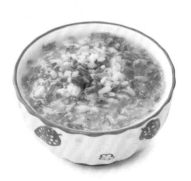

黄瓜苹果玉米汤

原料： 黄瓜半根，玉米 1 根，苹果半个，盐适量。

做法： ①苹果洗净，去皮，切丁；玉米洗净，切段；黄瓜洗净，切丁。②锅中放入苹果、玉米、水，大火煮沸，转小火煮 30 分钟。③再放入黄瓜稍煮，加盐调味即可。

营养功效： 此汤富含维生素 C，可缓解荨麻疹的症状。

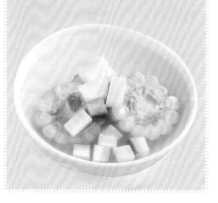

西红柿烧茄子

原料： 西红柿块 150 克，茄子块 100 克，黄椒 30 克，姜末、蒜末、酱油、盐各适量。

做法： ①黄椒洗净，切片。②油锅烧热，放姜末、蒜末炒香，再放茄子，煸炒至茄子变软，放西红柿块、黄椒片翻炒。③倒入酱油、盐，炒至食材全熟即可。

营养功效： 此菜比较清淡，适合患荨麻疹的孩子食用。

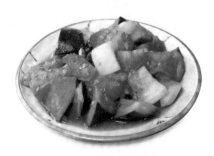

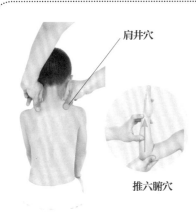

肩井穴

推六腑穴

按摩穴位缓解荨麻疹

肩井穴（拿法）：肩上大筋处即为肩井穴。两手拇指与其余四指相对拿住孩子大筋，轻快向上拿起 1 分钟。

六腑穴（直推）：一只手托住孩子手肘，另一只手食指与中指指腹从肘横纹推至腕横纹（前臂尺侧），操作 3 分钟。

慢性与急性荨麻疹的区别

荨麻疹发作的急性期大多只需要使用对抗过敏反应的抗组胺药物治疗，多半的荨麻疹会在 24 小时以内缓解。少数荨麻疹会反复发作，且持续发作超过 6 周，就被称为慢性荨麻疹，这种情况需要长时间治疗。

紫苏叶拌黄瓜

原料：紫苏叶 10 克，黄瓜半根，葱末、姜末、蒜末、生抽、盐各适量。

做法：①紫苏叶洗净，切小块；黄瓜洗净，用刀拍裂后切成块。②油锅烧热，放入葱末、蒜末、姜末，炒香，再放入紫苏叶炒香，盛到黄瓜碗中，加生抽、盐拌匀即可。

营养功效：此菜能够缓解因吃鱼、虾而出现的荨麻疹症状。

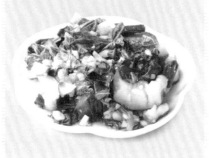

牛肉南瓜条

原料：牛肉 50 克，南瓜 100 克，盐适量。

做法：①牛肉洗净，放入锅中，加水炖熟，捞出切条。②南瓜洗净，去皮、去瓤，切条。③牛肉条放入热油锅中翻炒，加入南瓜条，略炒，加少量水煮至食材熟透，出锅前加盐调味即可。

营养功效：此菜适合因风寒导致荨麻疹的孩子食用。

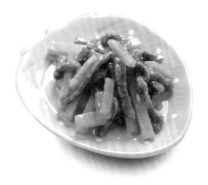

冬瓜薏米粥

原料：冬瓜 150 克，薏米 30 克，大米 50 克。

做法：①冬瓜洗净，去皮、去子，切丁。②薏米、大米洗净，放入锅中，加水，放入冬瓜，熬煮至食材全部熟烂即可。

营养功效：此粥适合因温热郁结导致荨麻疹的孩子食用。

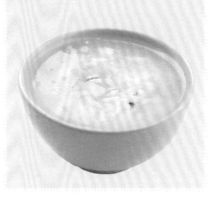

孩子磨牙：胃里有热

　　磨牙是一种口腔病症，是由于胃里有热导致控制下牙床运动的颊车穴失灵，孩子在睡眠时上下牙不自主咬合、摩动，咯吱作响，醒后自然停止。孩子长期磨牙会直接损害牙齿，釉质磨损后，露出牙髓，容易引发牙本质过敏，饮食上应注意避免冷、热、酸、甜等刺激性食物。

对症食谱

鳝鱼大米粥

原料：鳝鱼段 100 克，大米 80 克，山药 20 克，姜末、盐各适量。

做法：①大米洗净，浸泡 30 分钟。②鳝鱼段清洗干净；山药洗净，去皮，切丁。③锅中放入大米、水，大火煮沸，放鳝鱼、山药、姜末，再次煮沸后转小火，待粥快熟时，加盐调味即可。

营养功效：此粥能够治疗因小儿疳积引起的磨牙。

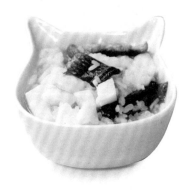

芝麻拌菠菜

原料：菠菜 200 克，黑芝麻、醋、香油、盐各适量。

做法：①菠菜洗净，焯水，切段。②将菠菜放入碗中，倒入醋、香油、盐搅拌均匀，撒上黑芝麻即可。

营养功效：此菜含有胡萝卜素、蛋白质、钙及多种维生素，让孩子晚上睡得更安稳。

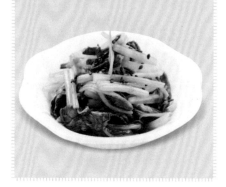

小米燕麦粥

原料：小米 100 克，燕麦片 50 克。

做法：①小米洗净，锅中倒入小米、水，熬煮。②粥熟后，放入燕麦片，盖上锅盖，焖 5 分钟即可。

营养功效：此粥有健脾养胃、安神的功效，让孩子睡得更香。

经常食用此粥对脾胃有调理作用。

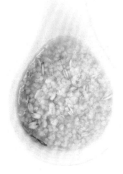

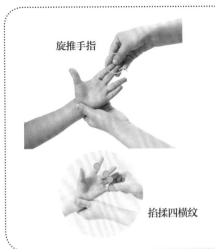

旋推手指

掐揉四横纹

按摩穴位缓解磨牙

心肝同清（旋推）：左手固定孩子手腕，右手食指、中指、无名指并拢，呈凹槽状固定住孩子中指、食指，右手拇指逆时针旋推约 3 分钟。

四横纹（掐揉）：四横纹位于食指、中指、无名指、小指第 1 指间横纹处。家长用拇指逐一掐揉，每处揉 3 掐 1，从食指至小指为 1 遍，操作 10 遍。

牙

磨牙对孩子的不利影响

经常磨牙会使牙齿过早磨损，还会影响孩子面容。磨牙时，咀嚼肌不停收缩，时间长了以后，咀嚼肌纤维会增粗，脸形变方，影响面容美观。

鸡肝蛋皮粥

原料：鸡肝 50 克，鸡蛋 1 个，大米 80 克，香油、盐各适量。

做法：①大米洗净，煮粥；鸡肝切小块。②鸡蛋打散，用香油摊成蛋皮，切条，同鸡肝一起放入粥中，煮至食材全熟，加盐调味即可。

营养功效：鸡肝富含蛋白质、钙、铁等营养素，而且维生素 A 含量比较高。

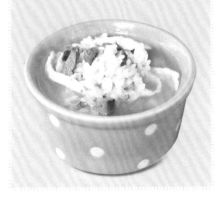

豆腐炒鱿鱼

原料：豆腐 150 克，香菇 2 朵，青豆、虾仁、鱿鱼、蟹棒、盐各适量。

做法：①豆腐、香菇洗净，切块。②虾仁、鱿鱼、蟹棒焯水沥干，切小块。③油锅烧热，放入全部食材炒熟，加盐调味，加适量水稍煮即可。

营养功效：此道菜能够起到补脾胃的作用，还能够为孩子补充钙、镁等矿物质。

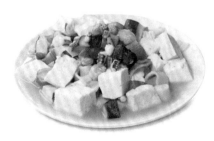

牛奶火龙果

原料：牛奶 150 毫升，猕猴桃、火龙果各半个，葡萄干适量。

做法：①火龙果、猕猴桃取果肉，切丁。②锅中倒入牛奶，小火加热后离火，放入全部水果与葡萄干，拌匀即可。

营养功效：此果饮能够缓解孩子因钙质缺乏导致的磨牙。

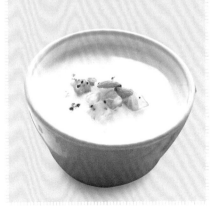

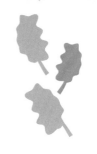

孩子扁桃体炎：脾肺积热

扁桃体炎在季节更替、气温变化大时容易发作，表现为：发热、咳嗽、咽痛，严重时高热不退，吞咽困难，检查时会看到扁桃体充血、肿大、化脓，还可能伴有程度不等的咽部黏膜和淋巴组织炎症。如果扁桃体过度肥大会引起吞咽、呼吸、语言障碍，可考虑手术切除。

对症食谱

无花果饮

原料： 干无花果、冰糖各适量。

做法： ①无花果洗净，放入锅中浓煎。②加入适量冰糖调味即可。

营养功效： 建议每天1剂，早晚各1次分服，连服3~7日。此饮口味清淡，适合患扁桃体炎的孩子饮用。

蜜汁橄榄

原料： 橄榄5颗，蜂蜜适量。

做法： ①橄榄洗净，加水煮至半熟。②蜂蜜加水调成汁，再放入橄榄，待橄榄浸泡入味后过滤饮用即可。

营养功效： 橄榄具有滋润咽喉、抗炎消肿的作用。

患有扁桃体炎的孩子平时要注意饮食，忌生冷辛辣。

金橘白萝卜饮

原料： 金橘3个，白萝卜50克，蜂蜜适量。

做法： ①金橘洗净，去子，切块。②白萝卜洗净，去皮，切块。③金橘块和白萝卜块放入榨汁机中，加水榨汁。④加蜂蜜调味即可。

营养功效： 此饮具有健胃消食、化痰、除燥生津的作用。

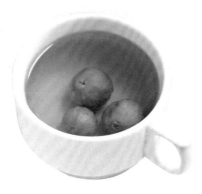
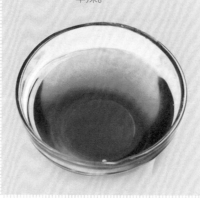
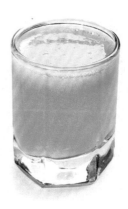

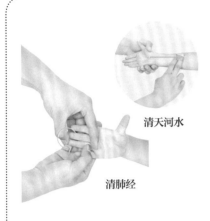

清天河水

清肺经

按摩穴位缓解扁桃体炎

清天河水(直推):一只手拿住孩子的手腕,另一只手食指与中指并拢从腕横纹中点推至肘横纹中点,操作 2~3 分钟。

清肺经(旋推):肺经位于无名指螺纹面。左手固定住孩子的手腕,右手食指、中指、无名指并拢呈凹槽状固定住无名指,右手拇指逆时针旋推 2 分钟。

扁桃体炎分急性和慢性

急性扁桃体炎:全身感染症状明显,高热 39~40℃,伴有寒战、全身乏力,头痛及全身痛,食欲缺乏,恶心和呕吐,扁桃体有脓点。慢性扁桃体炎:急性扁桃体炎反复或未彻底治疗,扁桃体窝内残留细菌,继续发炎会引起慢性炎症。

三鲜冬瓜汤

原料: 冬瓜 100 克,冬笋 30 克,西红柿 1 个,去蒂鲜香菇 1 朵,油菜、盐各适量。

做法: ①冬瓜去皮去子,洗净切片;鲜香菇洗净切丝;冬笋、西红柿洗净切片;油菜洗净切段。②锅中放入所有原料,加水煮熟,加盐调味即可。

营养功效: 此汤富含维生素 C,适合患扁桃体炎的孩子食用。

什锦蔬菜粥

原料: 大米 80 克,芹菜、胡萝卜各 30 克。

做法: ①大米淘洗干净,浸泡 30 分钟。②胡萝卜、芹菜均洗净,切丁。③锅中放入大米、水,大火煮沸,转小火熬煮。④待粥将熟时,放入胡萝卜、芹菜,煮至食材全熟即可。

营养功效: 新鲜的蔬菜有利于慢性扁桃体炎的恢复。

蒲公英粥

原料: 新鲜蒲公英 50 克,大米 80 克。

做法: ①大米洗净,浸泡 30 分钟。②蒲公英洗净,切碎,加水煎煮。③锅中放入大米、水,大火煮开,加入煎煮好的蒲公英汁,转小火继续熬煮至粥熟即可。

营养功效: 此粥具有清热解毒、散结消肿的作用。

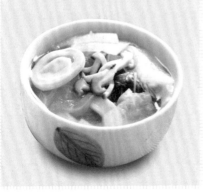

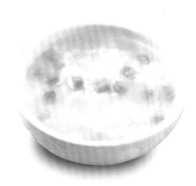

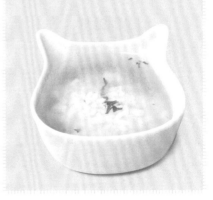

孩子过敏性鼻炎：
正气亏虚，卫表不固

过敏性鼻炎是孩子比较常见的一种慢性鼻黏膜充血疾病。当孩子患有过敏性鼻炎时，其症状会对注意力、记忆力和睡眠都造成持久影响，也会对孩子的生活造成不良影响。鼻炎和环境的好坏密切相关，环境污染如果越来越严重，孩子过敏性鼻炎的发病率就越高。

对症食谱

胡萝卜排骨粥

原料：胡萝卜、排骨段各100克，大米50克，胡椒粉、盐各适量。

做法：①大米洗净。②胡萝卜洗净，去皮切丁；排骨段洗净，汆烫后捞出。③锅中放入大米、水，煮沸，放入排骨、胡萝卜，煮沸，转小火熬煮。④待粥熟时，放入胡椒粉、盐调味即可。

营养功效：胡萝卜可在一定程度上缓解过敏症状。

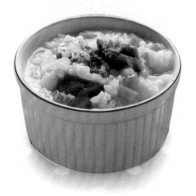

丝瓜瘦肉汤

原料：丝瓜50克，猪瘦肉100克，姜丝、水淀粉、盐各适量。

做法：①丝瓜洗净，去皮，切片；猪瘦肉洗净，切丝，裹上水淀粉。②丝瓜放入锅中，加水，大火煮沸，再放入猪瘦肉与姜丝。③待猪瘦肉变色后，加盐调味即可。

营养功效：丝瓜具有较强的抗过敏作用，但其性寒，不可多吃。

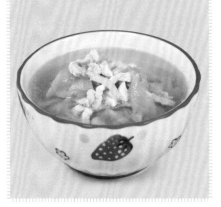

菊花豆腐羹

原料：豆腐100克，菊花、蒲公英各10克，水淀粉、盐各适量。

做法：①菊花、蒲公英洗净，放入锅中，加水煎煮；豆腐冲洗干净，切块。②锅中放入豆腐、盐，一同煮沸，用水淀粉勾芡，搅匀即可。

营养功效：此羹具有清热解毒的功效，有利于改善过敏问题。

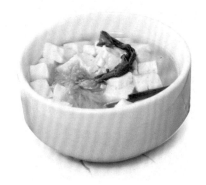

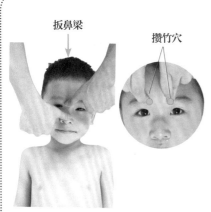

按摩穴位缓解症状

扳鼻梁（推法）：一只手拇指置于一侧鼻翼，另一只手拇指置于对侧鼻根部。两拇指同时稍微用力向对侧推挤，扳动鼻梁 20 次。

攒竹穴（点按）：攒竹穴位于面部，眉头凹陷中、眶上切迹处。两手食指、中指二指重叠，分别置于穴位上进行点按，操作 1 分钟。

孩子患有过敏性鼻炎吃什么

建议孩子多补充富含维生素 C 与维生素 A 的食物，比如芹菜、白菜、韭菜、西蓝花、黄瓜，以及猪肝、鸡蛋、胡萝卜、红薯等。另外，可选择吃些温性的食物，如蒜、香菜、姜等。

百合粥

原料：鲜百合 30 克，大米 80 克，白糖适量。

做法：①大米洗净，浸泡 30 分钟；鲜百合洗净，掰瓣。②锅中放入大米、水，大火煮沸，转小火，待粥快熟时，倒入百合煮熟，最后加白糖拌匀即可。

营养功效：此粥有助于调理过敏性鼻炎。

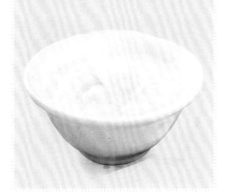

红枣香菇汤

原料：红枣 8 颗，香菇 3 朵，姜片、盐各适量。

做法：①香菇洗净，切花刀；红枣洗净，去核。②将香菇、红枣、盐、姜片放入碗中，加水，加盖，上蒸笼蒸约 1 小时即可。

营养功效：红枣含有丰富的抗过敏物质——环磷酸腺苷，有助于预防孩子过敏。

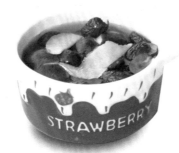

香煎三文鱼

原料：三文鱼 200 克，葱末、蒜末、姜末、盐各适量。

做法：①三文鱼处理干净，用葱末、姜末、蒜末、盐腌制。②锅烧热，倒入油，放入腌制好的鱼，两面煎熟，装盘即可。

营养功效：三文鱼当中含有的 $\omega-3$ 脂肪酸具有抗过敏的作用。

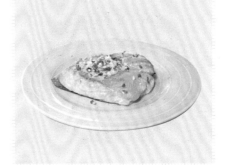

孩子湿疹：脾胃湿热

湿疹也被称为奶癣，多发于 2 岁以内的孩子。2 岁及以下孩子脏腑功能不全，容易内生水湿，郁结于肌肤表面，形成湿疹，好发于发际、面颈、四指屈侧、阴囊等处，严重时累及全身。湿疹会导致皮肤瘙痒剧烈，孩子时常哭闹不安，搔抓摩擦，破溃处容易并发感染。

对症食谱

薏米红豆汤

原料： 红豆、薏米各 50 克，白糖适量。

做法： ①红豆、薏米分别洗净，浸泡 2 小时。②锅中倒入红豆、薏米，加水，大火煮沸，转小火煮至熟烂，加白糖调味即可。

营养功效： 此汤具有清热祛湿的功效。

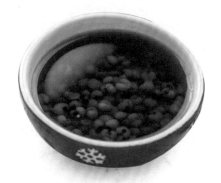

芹菜绿豆汤

原料： 芹菜 100 克，绿豆 30 克，鸡蛋 2 个，盐适量。

做法： ①芹菜洗净，切段；绿豆洗净。②将绿豆、芹菜和水加入料理机中，打成糊。③鸡蛋打入碗中搅散，摊成蛋饼盛出。④锅中倒入绿豆芹菜糊，煮沸，加入鸡蛋饼、盐搅匀即可。

营养功效： 此汤具有利湿解毒的作用。

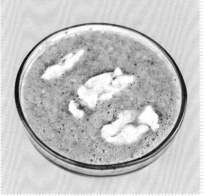

冬瓜粥

原料： 大米 150 克，冬瓜 100 克。

做法： ①冬瓜洗净，去皮、去瓤，切成小丁，备用。②大米洗净，放入锅中加水，煮成粥，然后放入冬瓜丁，熬煮至熟烂，即可。

营养功效： 此粥具有清热利湿的功效。

冬瓜也可以洗净带着皮煮，利尿祛湿的效果更好。

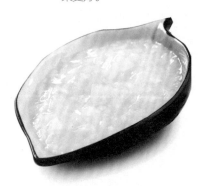

按摩穴位缓解湿疹

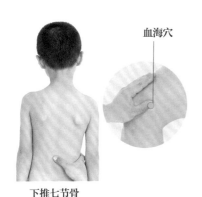

血海穴

下推七节骨

下推七节骨（直推）：第 4 腰椎至尾骨尖呈一直线的区域皆是七节骨。用拇指指腹自上往下推，操作 1 分钟。

血海穴（拿揉）：血海穴位于股前区，髌骨内侧端上二点五寸。爸爸或妈妈一只手拇指按于血海穴，其余四指置于膝盖处，拿揉 1 分钟。

如何护理患湿疹的孩子

相较于健康的孩子，患湿疹孩子的皮肤更加敏感，所以应尽量穿纯棉且宽大的衣服，另外，衣服不宜过厚。此外，湿疹会引发瘙痒，所以孩子会挠，此时应剪掉指甲及戴上手套，避免抓伤导致继发感染。

拌苦瓜条

原料：苦瓜 100 克，红椒丝、香油、醋、盐各适量。

做法：①苦瓜洗净，对半切开，刮去内瓤后，切细条。②将苦瓜放入开水中焯烫一下，捞出。③将醋、盐与苦瓜、红椒丝拌匀，淋上香油即可。

营养功效：苦瓜具有清热消炎的功效。

孩子食用时可适量加糖。

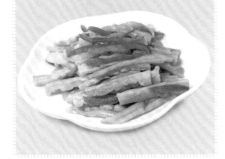

杏鲍菇炒西蓝花

原料：杏鲍菇、西蓝花各 100 克，牛奶 150 毫升，淀粉、高汤、盐各适量。

做法：①杏鲍菇洗净，切片；西蓝花洗净，掰小朵。②油锅烧热，放全部蔬菜，加盐、高汤、少量水稍煮至食材熟软，盛盘。③牛奶倒入锅中，加淀粉，熬成浓汁，浇在菜上即可。

营养功效：此菜可增强免疫力。

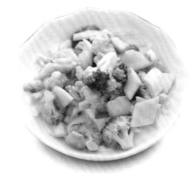

莴苣炒山药

原料：莴苣、山药各 100 克，胡萝卜半根，白醋、盐各适量。

做法：①莴苣、山药、胡萝卜均洗净，去皮，切条，焯水，沥干。②油锅烧热，放入全部食材翻炒，加入白醋炒匀，加盐调味即可。

营养功效：此菜具有清热祛湿的功效。

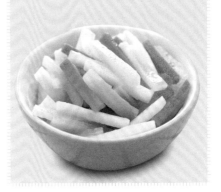

孩子眼睛疲劳、无神：肝脾不和

不注意休息，长时间看电子产品、书，营养不均衡等是孩子眼睛疲劳、无神的主要原因。肝开窍于目，目为心之使，为肾精之所藏，为血之宗，五脏六腑的精气均上注于目，由此能够看出眼睛和五脏六腑的关系都很紧密，其中最为紧密的是心、肝、肾与脾胃。

对症食谱

猪肝拌菠菜

原料： 熟猪肝 100 克，菠菜 150 克，蒜泥、香油、酱油、醋、盐各适量。

做法： ①熟猪肝切片；菠菜洗净，放入开水焯烫后，切段。②用酱油、醋、蒜泥、香油、盐兑成调味汁。③调味汁浇在菠菜、猪肝上，拌匀即可。

营养功效： 此菜具有明目、缓解眼疲劳的功效。

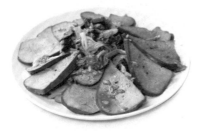

香蕉粥

原料： 大米 50 克，香蕉 1 根，冰糖适量。

做法： ①香蕉去皮，切丁；大米洗净。②锅中倒入适量清水，加大米，大火煮沸，转小火熬煮。③至粥快熟时，放入香蕉、冰糖，熬煮至熟即可。

营养功效： 香蕉可缓解因体内水分过多引起的眼睛水肿。

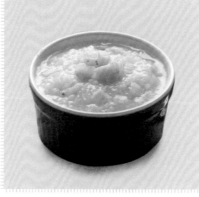

绿豆菊花茶

原料： 绿豆 20 克，柠檬 20 克，菊花适量。

做法： ①绿豆洗净，浸泡 30 分钟；柠檬洗净，切片。②锅中加水，大火煮沸，放入菊花和绿豆。③转小火煮至绿豆熟烂，饮用前放入柠檬片即可。

营养功效： 此茶具有降火明目的功效。

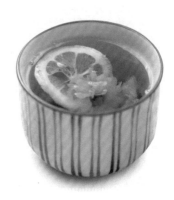

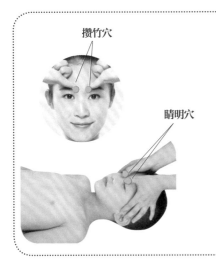

按摩穴位缓解眼睛疲劳

睛明穴（按压）：坚持按压此穴位，具有通络明目的功效，先用大拇指指尖轻掐穴位，再前后刮揉，左右穴各 1~3 分钟。

攒竹穴（按压）：此穴位属于足太阳膀胱经，用大拇指指腹由上向下按压，每次左右穴位各按压 1~3 分钟。

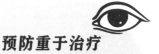

预防重于治疗

眼睛如果长期处于疲劳状态，易引发近视，因此爸爸妈妈应经常带孩子去户外活动。多去空旷的地方极目远眺，不要让孩子长时间玩电子产品，多吃富含钙、铬、锌、维生素的食物。

香干拌荠菜

原料：香干 100 克，荠菜 150 克，香油、盐各适量。

做法：①香干放入开水中焯烫，捞出，凉凉。②荠菜洗净，除去老根，用开水焯烫，捞出，沥干，切末。③香干切丁，和荠菜末一同装入盘内，加香油、盐拌匀即可。

营养功效：荠菜含有大量的胡萝卜素和多种维生素，可缓解眼睛疲劳。

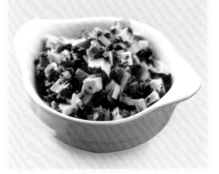

红薯小米粥

原料：红薯 150 克，小米 50 克。

做法：①红薯洗净，去皮，切块，放入锅中加水煮。②小米洗净，放入锅中与红薯同煮至绵软即可。

营养功效：红薯具有补中益气、滋肝补肾的功效。

红薯口感软糯香甜，适合孩子食用。

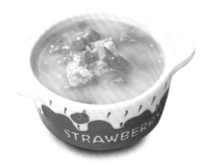

西红柿炒鸡蛋

原料：西红柿 150 克，鸡蛋 2 个，白糖、盐各适量。

做法：①鸡蛋磕入碗中，加入盐和水，搅匀；西红柿洗净，切块。②油锅烧热，倒入蛋液，待凝固后搅散，盛出，待用。③锅中留油，放入西红柿块，翻炒至出汁，然后放入白糖、鸡蛋块，翻炒收汁，最后加盐翻炒调味，即可。

营养功效：此菜富含蛋白质与维生素，有助于缓解眼睛疲劳。

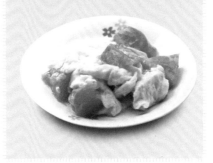

孩子肠鸣：
脾胃虚弱，失去运化

很多家长在陪伴孩子时，会听到孩子的肚子咕咕叫，就好像水流声一样，这是因为吃到肚子里的食物没有好好消化导致的肠鸣。如果孩子经常肠鸣，还伴有溏便、腹泻等症状，多是孩子脾胃虚弱导致的消化不好。

对症食谱

白菜卷

原料： 白菜叶 100 克，胡萝卜、黄椒、菠菜各 50 克，醋、香油、盐各适量。

做法： ①全部食材洗净。②胡萝卜、黄椒均切丝；菠菜切段。③分别将白菜叶、胡萝卜丝、黄椒丝、菠菜段放入开水中焯熟。④碗中加醋、香油、盐调成汁。⑤摊开一张白菜叶，放胡萝卜丝、菠菜段、黄椒丝，卷起，淋上调味汁即可。

营养功效： 白菜卷可健脾胃。

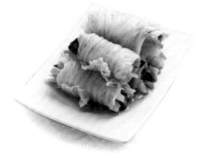

西蓝花拌黑木耳

原料： 西蓝花 150 克，水发黑木耳、胡萝卜丝各 20 克，蒜末、生抽、醋、香油、盐各适量。

做法： ①水发黑木耳洗净，撕小朵；西蓝花掰成朵，洗净。②生抽、醋、香油、蒜末调成汁。③锅中加水、香油、盐烧开，依次焯烫黑木耳、西蓝花、胡萝卜丝，捞出沥干，摆盘，淋汁拌匀即可。

营养功效： 此菜清淡且维生素含量比较高。

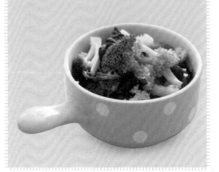

芹菜竹笋肉丝汤

原料： 芹菜 100 克，竹笋、肉丝、淀粉、高汤、盐各适量。

做法： ①芹菜洗净，切段；竹笋洗净，切丝；肉丝用淀粉、盐腌5分钟。②锅中倒入高汤煮开，放入芹菜段、笋丝，煮至芹菜变软，再加入肉丝。③待肉熟透后加盐调味即可。

营养功效： 此汤富含维生素及矿物质，有益脾胃健康。

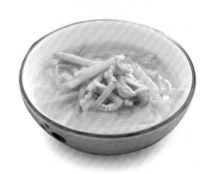

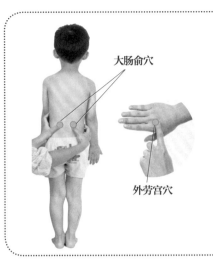

按摩穴位缓解肚子叫

大肠俞穴：经常按摩本穴，可以通肠导滞、调理肠胃。爸爸妈妈用拇指指腹按压，左右穴各 1~3 分钟。

外劳宫穴：在手背，第 2、3 掌骨间，掌指关节后 0.5 寸（指寸）凹陷中。爸爸妈妈经常给孩子揉一揉、按一按外劳宫穴，可以调节孩子肠鸣、腹泻，即每天在孩子外劳宫穴上按揉 100~200 次。

按揉时的注意事项

爸爸妈妈在按揉时力度不要太大，幅度也不要太大，家长可以给孩子一个玩具，以此分散他的注意力。

青菜薏米粥

原料：薏米 50 克，大米 30 克，青菜 200 克，盐适量。

做法：①薏米、大米洗净；青菜洗净，切碎。②锅中放入薏米、大米与水，大火煮沸，转小火熬煮。③待粥快熟时，放入青菜，直至粥熟，加盐调味即可。

营养功效：此粥具有益气、清热、利湿的功效。

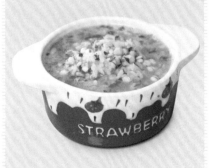

海带绿豆汤

原料：绿豆 50 克，海带 30 克，红糖适量。

做法：①绿豆洗净，浸泡 30 分钟；海带洗净，切成小块。②锅中倒入绿豆、海带块、水，大火煮沸，转小火煮至食材熟烂，放入红糖拌匀即可。

营养功效：此汤具有利水、排气的功效。

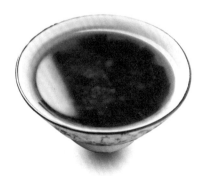

三丝黄花羹

原料：干黄花菜 30 克，鲜香菇 1 朵，冬笋、胡萝卜各 25 克，盐、白糖各适量。

做法：①干黄花菜泡软，洗净，沥干。②鲜香菇、冬笋、胡萝卜均洗净，切丝。③油锅烧热，放入黄花菜和冬笋、香菇、胡萝卜快速煸炒。④加入水、盐、白糖，全部食材煮熟即可。

营养功效：此羹具有补脾健胃、补充元气的功效。

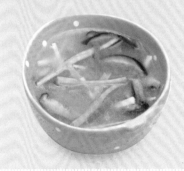

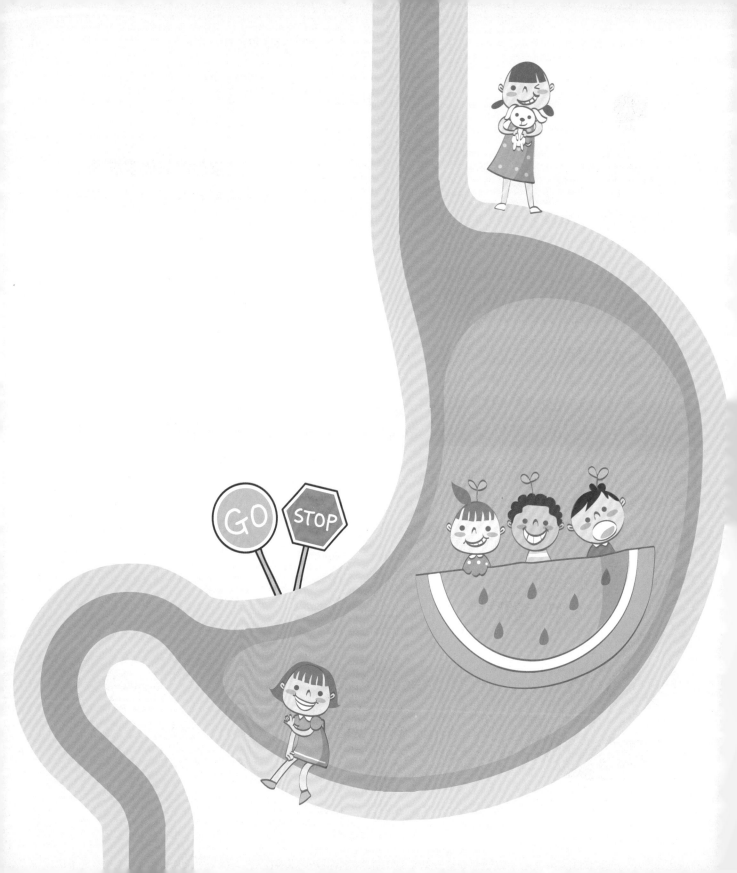

第四章

适合不同类型脾胃不适的儿童营养餐

　　根据表现出的症状，脾胃不适分为四种类型，包括虚弱型、虚寒型、湿热型与气机不调型。在确定了孩子是哪种情况后，对症吃相应的食物，同时辅以按摩、艾灸、拔罐、刮痧等，能够让孩子的脾胃更快地恢复正常，也能够让孩子的身体更加健康、强壮。孩子少生病，爸爸妈妈更安心。

虚弱型

　　通过下表，检查孩子一周内是否有 3~4 天出现了下列症状，如果有，请画上"√"，超过了 6 个（不包括 6 个）"√"，则说明孩子脾胃属于虚弱型。

脾胃虚弱	症状	
舌诊	表面呈紫色	
	两边有齿痕	
面诊	面色白或萎黄	
	脸部易水肿	
	脸部肌肉不紧致	
足诊	足部发凉	
望	头昏乏力	
	精神萎靡	
	形体消瘦	
闻	喘息、声音低弱	
	少气懒言	
	大便溏薄	
	脘腹胀满	
问	口不知味	
	食欲缺乏	
	肢体倦怠	
	喜欢卧床	

虚弱型的典型症状

食欲不好，易腹胀，易腹泻，易水肿，少气懒言，易倦怠，面色苍白或者萎黄，四肢乏力。

食欲不佳

食欲不佳，吃得少，是孩子脾胃虚弱的典型症状，此处所讲的脾胃虚弱指的是脾胃气虚。

胃气主降，能将胃中初步消化的食糜向下推送，完成营养吸收，并排出糟粕。若是胃气不足，传送就没有力气，食物就会停滞胃中。

脾与胃互为表里，相互影响。胃没有力气消化推动食物，也会影响到脾将营养物质向周身输送的功能。脾气不升，胃气不降，由此导致身体虚弱，没有胃口。

易腹胀

脾胃气虚，食物不能被有效消化吸收，在胃肠道被细菌分解后容易产生大量气体，导致腹胀。

易腹胀的孩子应当少吃土豆、红薯、芋头、南瓜、栗子等容易胀气的食物。吃饭时最好不要讲话，防止吞入大量空气，导致腹胀加重。

易腹泻

腹泻表现为排便次数较多，便质稀薄，一般分为两种，分别为急性与慢性。

急性腹泻通常都和饮食不节制、受凉、水土不服有关。

慢性腹泻主要原因是脾胃虚弱。脾胃能够消化吸收食物，如果脾胃虚弱，脾胃的消化吸收能力就弱，导致消化不良，就容易腹泻。

易水肿

孩子易水肿，主要是和脾气不足有关，脾气能够运化身体里面的水湿。一旦脾气不足，脾胃在运化水湿的过程中就会无力，表现出一种疲软的状态。水湿停聚不化，就会发生水肿，严重的话全身都会水肿。

四肢乏力

脾气不足，四肢肌肉失养，就会出现酸痛、乏力等问题。四肢肌肉乏力，一方面，可以多吃一些补脾气的食物，比如，鸡肉、鲤鱼、鹌鹑、红枣、牛肉等；另一方面，可以通过按揉四肢部位来促进气血循行，尽可能改善四肢的亚健康状况，预防四肢疾病的发生。

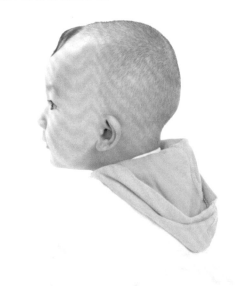

孩子多运动，可以促进四肢发育，还能够促进消化，有利于孩子的健康成长。

坐久了运动一下对脾胃好

　　如果孩子长时间坐着不动，脾胃是很受伤的，尤其是上了小学的孩子。让孩子适当运动一下，有助于放松身心，促进气血循环，能够起到强健脾胃的功效。这里介绍一种可以在椅子上健脾胃的方法。

　　缓解疲劳的小动作： *动作如图示范，坐在椅子上，手指在背后交叉，然后掌心向外翻转，慢慢将手臂向上举，并且尽可能往上高举，上身保持平直，闭目养神，保持一会儿。然后两手臂向两侧伸展，慢慢落下，全身放松。能缓解颈肩腰疲劳，促进气血循环，强健脾胃，促进消化。*

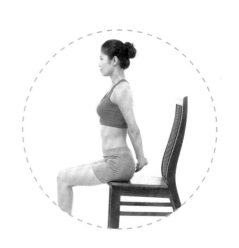

久卧伤气，适当运动能够健脾胃

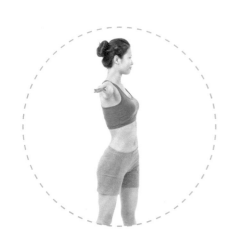

　　适当的卧床休息能够减少气血的耗损，对于养气血是有一定好处的，但久卧就会伤气。任何一种过劳方式都是对身体健康不利的，其中久卧伤的就是气。久卧伤气的典型症状为：精神昏沉、萎靡不振。

　　左右转腰： *动作如图示范，双脚分开，与肩同宽，双手侧平举。吸气，向左慢慢转身，保持一会儿，然后呼气回到起始位。吸气，再向右转身，保持一会儿回到起始位。每次可做 10 个动作。以腰为轴进行转身，转身的过程中，动作宜轻柔。*

叩齿能够让孩子吃好喝好

　　食物需要经过牙齿的咀嚼，才能更好地被身体消化吸收，一方面，牙齿能够将食物磨碎，减轻脾胃的负担；另一方面，在咀嚼的过程中，能够促进酶的分泌，来帮助孩子消化。如果牙齿不好，自然会对脾胃的消化吸收功能造成不良影响，时间久了之后就会导致脾胃虚弱。可通过叩齿的方式锻炼牙齿。

　　叩齿： 让孩子安静下来，全身放松，口唇轻闭，上下牙齿有节律地互相轻轻叩击 36 次。需要注意的是，叩齿宜轻，且要有节律。

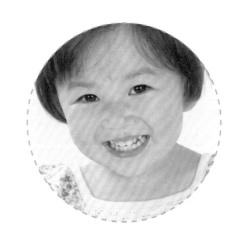

按摩调养脾胃虚弱

按揉公孙穴不厌食

公孙穴是脾经上的穴位，对这个穴位进行刺激能够培补脾气，改善脾胃气虚导致的多种问题。按揉公孙穴能够改善脾胃气虚所导致的厌食。

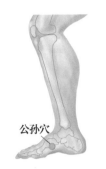
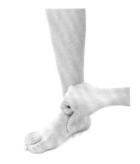

精准定位： 在跖区，第1跖骨底的前下缘赤白肉际处。

快速找穴： 足大跖与足掌所构成的关节内侧，弓形骨后端下缘凹陷处即是。

按摩方法： 用拇指指腹向内按揉公孙穴，每次按揉时间不少于3分钟。

按摩中脘穴促进消化

孩子脾胃气虚，消化吸收功能不好，易腹胀，不妨经常按揉中脘穴。中脘穴能够振奋脾胃之气，使其运化功能正常发挥。经常按揉中脘穴能够治疗脾胃气血不足导致的腹胀、胃灼热、嗳气等问题，对胃炎、胃痛、胃下垂等也有一定的辅助治疗作用。

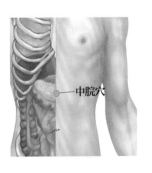
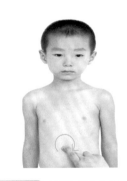

精准定位： 在上腹部，脐中上四寸，前正中线上。

快速找穴： 在上腹部，肚脐中央与胸剑联合之间的中点。

按摩方法： 双指重叠或单指按压在中脘穴上，顺时针按揉，每次可按揉5分钟。

适合脾胃虚弱型孩子的烹饪方式

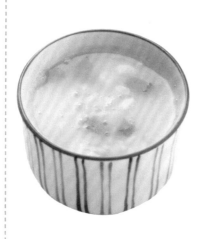

煮粥

　　脾胃虚弱的孩子，消化能力弱，而粥属于流食，适当喝粥不会增加脾胃负担。另外将一些食材互相搭配熬煮，能够满足身体对营养的需求，起到滋补强身的作用。身体瘦弱的孩子不妨经常喝点粥，但不能喝太烫的粥，易损伤孩子娇嫩的食道，时间长了之后会诱发其他疾病。

　　以下是煮粥时的一些"诀窍"，可以让粥更营养美味。

　　第一，煮粥前可以先用冷水浸泡半小时食材（米、豆等），既能够节约煮粥时间，也能让煮出的粥口感更好。第二，煮的过程搅拌能够让煮出的米粒更饱满、黏稠。第三，煮至快熟时可以放少许食用油，可以让成品粥色泽更鲜亮，入口更鲜滑。

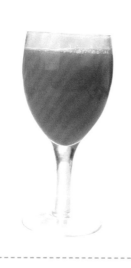

榨汁

　　脾胃虚弱的孩子一般食欲都不太好，吃得少，消化也不好，因此，可以吃一些比较温和、香甜的新鲜蔬果，比如，苹果、桃、葡萄、胡萝卜、南瓜等。但是如果孩子实在不喜欢吃，可以将这些蔬果榨成汁，既能够补充维生素，又有利于孩子消化吸收、增进食欲，还能够提升孩子免疫力，促进新陈代谢。

　　鲜榨蔬果汁时需要注意以下几点：

　　第一，选用新鲜蔬果；仔细清洗残留在蔬果上的农药。第二，蔬果可以切小块，这样利于榨汁机正常工作。第三，榨汁后应立即饮用，因为蔬果的营养成分容易氧化失去作用，且新鲜的蔬果汁更利于孩子消化吸收。

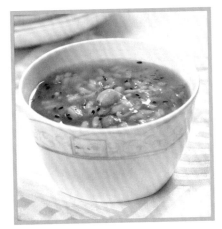

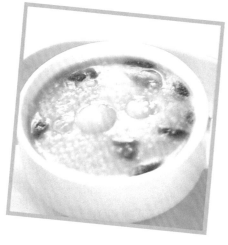

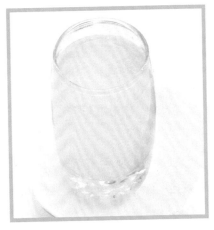

芝麻花生粥

☺ 1 岁以上

原料： 黑芝麻 20 克，花生 20 克，大米 50 克，冰糖适量。

做法： ①大米洗净，用清水浸泡 30 分钟，备用。②黑芝麻炒香；花生洗净。③将大米、黑芝麻、花生一同放入锅内，加清水大火煮沸后，转小火煮至大米熟透，出锅时加入冰糖即可。

营养功效： 粥适合脾胃虚弱的孩子食用。

小米桂圆粥

☺ 2 岁以上

原料： 小米 100 克，桂圆 50 克，枸杞子 5 克，白糖适量。

做法： ①枸杞子洗净，浸泡 5 分钟；桂圆洗净，去壳、去核，留桂圆肉；小米洗净，备用。②将小米放入锅中，注水煮沸，再放入桂圆肉、枸杞子，最后放入白糖，搅拌均匀即可。

营养功效： 小米、桂圆有益气血、健脾胃的功效。

萝卜汁

☺ 1 岁以上

原料： 白萝卜 200 克，冰糖适量。

做法： ①白萝卜洗净，去皮切块，捣烂。②取汁 25 毫升，加冰糖和温开水调匀即可。

营养功效： 此汁能够缓解孩子腹胀。

适合脾胃虚弱型孩子的食材

羊肚·兔肉·莲子

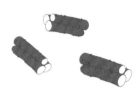

一直以来都有"以脏补脏"的说法。羊肚，即羊的胃，能够起到补脾胃的作用。兔肉食后易于消化，能够强健脾胃、补气血，另外兔肉蛋白质含量高，脂肪含量低，较适合气虚乏力的胖孩子食用。莲子有补虚损的作用，是脾胃虚弱、消化不良的孩子的理想食材。

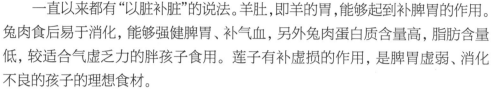

对症食谱

豆豉羊肚粥

原料：熟羊肚 30 克，大米 20 克，豆豉、葱段、姜片、盐各适量。

做法：①大米洗净，浸泡 30 分钟，备用；羊肚切小块。②锅内放入葱段、姜片、豆豉，用清水煮沸。③放入大米，至大米完全熟透后，放入羊肚块。④出锅时放入盐调味即可。

营养功效：羊肚具有补脾气、暖胃的功效。

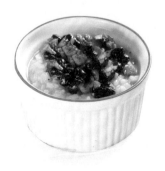

羊肚炖山药

原料：羊肚 100 克，山药 100 克，姜片、盐各适量。

做法：①羊肚洗净，切丝；山药洗净，去皮，切块。②将羊肚放入锅中，加水，大火煮沸，放入山药、姜片，小火煲至食材熟透，放入盐调味即可。

营养功效：羊肚健脾补虚、益气健胃的效果不错。

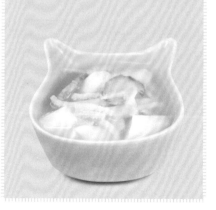

兔肉煲枸杞子

原料：兔肉 300 克，干山楂 10 克，枸杞子、红椒丝、盐各适量。

做法：①兔肉洗净，切块，余烫后捞出；枸杞子、干山楂洗净。②锅中放入兔肉、枸杞子、干山楂，加水，大火煮沸，小火炖至食材全熟，加盐调味，点缀红椒丝即可。

营养功效：兔肉有健脾调胃的作用。

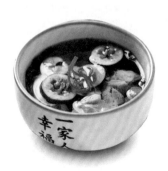

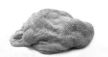

羊肚

羊肚性温，但不宜消化，消化不良的孩子要少吃。羊肚清炒、凉拌、炖汤均是利于脾胃的吃法。

兔肉

兔肉虽然能够补脾益气，但其性凉，因此，脾胃虚寒的孩子不宜食用。兔肉适用于炒、烤、焖、炖汤等烹调方式。

莲子

莲子有止泻的作用，大便干结的孩子不宜食用。鲜嫩的莲子可以生吃，但不宜多吃，否则会伤脾胃。炖煮是比较适合的食用方式。

山药炖兔肉

原料：山药、兔肉各 150 克，葱段、姜片、料酒、盐各适量。

做法：①山药洗净，去皮，切块；兔肉洗净，切块。②油锅烧热，放入兔肉，大火烧至变色。③再放入山药、姜片、葱段，加水、料酒，以小火烧煮，至食材全熟，加盐调味即可。

营养功效：山药搭配兔肉，止渴健脾的效果更好。

莲子薏米粥

原料：莲子 20 克，薏米 30 克。

做法：①莲子、薏米分别洗净，浸泡 2 小时。②锅中倒入莲子、薏米，加水大火煮沸，转小火继续熬煮至粥熟即可。

营养功效：薏米搭配莲子，健脾胃、滋养补虚的效果更佳。

适当喝薏米莲子粥，对脾胃虚弱的孩子能够起到很好的补脾利湿的作用。

桂圆红枣莲子粥

原料：桂圆肉 15 克，莲子 15 克，大米 100 克，红枣适量。

做法：①桂圆肉洗净。②莲子、大米洗净，浸泡 30 分钟；红枣洗净。③锅中注水煮沸，放入桂圆、红枣、大米，大火煮沸，放入泡好的莲子，转小火煮至食材全熟即可。

营养功效：桂圆性温，对孩子温补脾胃有效。

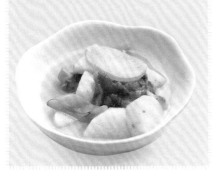

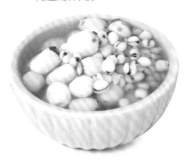

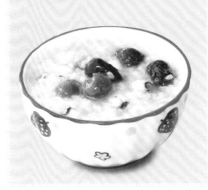

适合脾胃虚弱型孩子的食疗方

玉米饭

😊 1 岁以上

原料： 玉米粒 50 克，大米 80 克。

做法： ①大米洗净，浸泡 30 分钟；玉米粒洗净。②将所有材料放入电饭锅中，加适量水，煮熟即可。

营养功效： 黄色的玉米不仅富含膳食纤维，利于消化，而且颜色亮丽，可在一定程度上提升孩子的食欲。

党参枸杞子红枣汤

😊 3 岁以上

原料： 党参片 10 克，枸杞子 12 克，红枣、冰糖各适量。

做法： ①党参片、红枣、枸杞子分别洗净。②锅中放入全部材料，加水，煮沸后再用小火煲约 10 分钟，盛入碗中即可。

营养功效： 党参可调节胃肠运动，改善中气不足导致的食少便溏、体虚倦怠等症。

西洋参粥

😊 3 岁以上

原料： 西洋参片 3 克，大米 100 克。

做法： ①大米淘洗干净，浸泡 30 分钟。②西洋参片洗净。③锅中倒入全部食材，加水，大火煮沸，小火煲至大米熟烂即可。

营养功效： 孩子如果平时火气大，但脾胃虚弱，则适合用西洋参食疗。

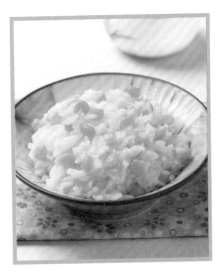

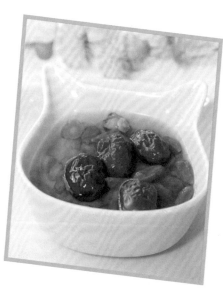

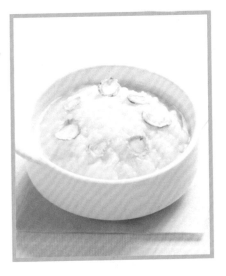

中药类的食材要去正规药店购买，以保证品质。

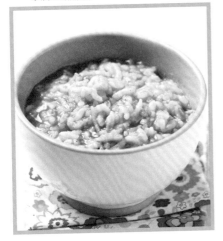

服用中药类的茶饮如不能确定其是否对症，可咨询相关专业人员。

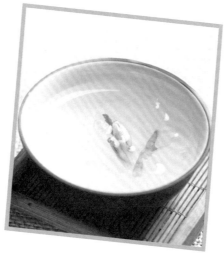

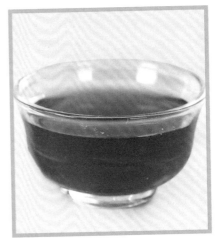

黄精粥

😊 3 岁以上

原料：黄精 10 克，大米 100 克。

做法：①大米洗净，浸泡 30 分钟。②锅中放入黄精，加水，大火煮沸后改小火煎 15 分钟，去渣留汁。③将大米倒入锅中，大火煮沸，转小火熬煮成粥即可。

营养功效：黄精具有补气健脾、益肾等功效。

银耳太子参

😊 3 岁以上

原料：太子参 5 克，银耳、冰糖各适量。

做法：①银耳泡发，去蒂洗净；太子参洗净。②锅中放入银耳、太子参、水，大火煮沸，转小火煎 20 分钟，放入冰糖，炖至银耳熟透即可。

营养功效：太子参具有补气益血、生津、补脾胃的功效。

黄精党参茶

😊 3 岁以上

原料：黄精、党参各 10 克。

做法：①黄精、党参洗净。②锅中放入全部材料，加水，大火煮沸，转小火煮 20 分钟，过滤取汁饮用即可。

营养功效：此茶具有补气养阴、健脾的功效。

鲫鱼粥

☺ 2 岁以上

原料：鲫鱼 1 条，小米、大米各 20 克，葱段、姜末、香油、盐各适量。

做法：①大米、小米洗净。②鲫鱼处理干净，切块，放入锅中，加葱段、姜末、盐、水，炖至肉烂，用汤筛去刺留汁，放入大米、小米、水，煮至米熟，淋香油即可。

营养功效：此粥有健脾和胃的作用。

鸡肉栗子粥

☺ 3 岁以上

原料：鸡胸肉 50 克，栗子 3 颗，大米 40 克。

做法：①鸡胸肉、栗子洗净，备用。②鸡胸肉加水煮熟后切碎；栗子蒸熟（或煮熟）后去壳，切碎。③大米煮成粥后，加入鸡胸肉和栗子，转小火熬煮至浓稠即可。

营养功效：此粥有增强免疫力的作用。

蜜汁豆腐

☺ 1 岁以上

原料：豆腐 200 克，蜂蜜、糖桂花、水淀粉各适量。

做法：①豆腐洗净，切小块。②锅中加水烧开，放入蜂蜜、糖桂花调匀，用水淀粉勾芡，倒入豆腐，转小火慢慢煮透即可。

营养功效：此菜具有补益气血、生津润燥的功效。

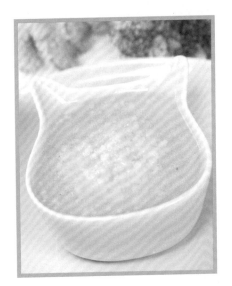

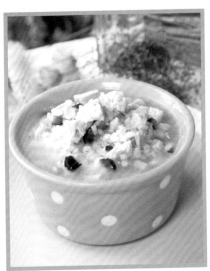

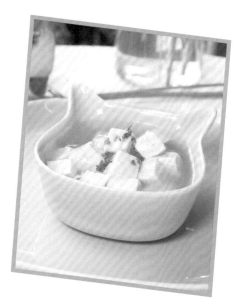

此汤食材丰富，营养更全面。

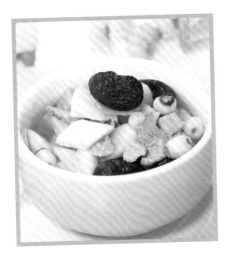
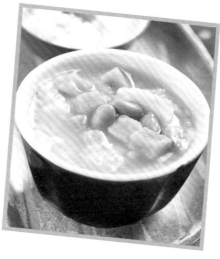
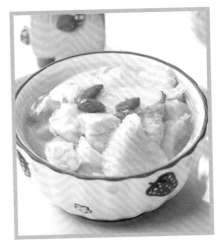

山药瘦肉汤

☺ 3 岁以上

原料：猪瘦肉 100 克，山药、莲子各 30 克，红枣、姜片、盐各适量。

做法：①莲子洗净，用温水浸泡 1 小时。②猪瘦肉洗净，切块，放入开水中氽烫，捞出。③山药洗净，去皮，切块；红枣洗净。④锅中放入全部食材，加水，煲至食材熟透，加盐调味即可。

营养功效：此汤适合脾胃虚弱的消瘦孩子食用。

红薯百合粥

☺ 3 岁以上

原料：大米 50 克，红薯半个，百合、青豆各适量。

做法：①红薯洗净，去皮，切块；青豆、百合洗净；大米洗净，浸泡 30 分钟。②锅中放入大米、红薯、百合、青豆，加水煮至全部食材熟烂即可。

营养功效：此粥有补虚、健脾、开胃的作用，能够缓解因脾胃虚弱导致的食欲缺乏。

猴头菇鸡肉汤

☺ 2 岁以上

原料：鸡胸肉 100 克，猴头菇 100 克，枸杞子、姜片、盐、香油各适量。

做法：①鸡胸肉洗净，切块；猴头菇洗净撕开；枸杞子洗净，泡发。②锅中放入全部食材，加水，大火煮沸，转小火煮至食材全熟，加盐、香油调味即可。

营养功效：此汤具有增强脾胃功能的作用。

虚寒型

通过下表，检查孩子一周内是否有 3~4 天出现了下列症状，如果有，请画上"√"，超过了 6 个（不包括 6 个）"√"，则说明孩子脾胃属于虚寒型。

脾胃虚寒	症状	
舌诊	舌头发凉	
	舌苔厚白	
面诊	面色白	
	脸部易水肿	
足诊	足部发凉	
望	头昏乏力	
	精神萎靡	
	形体消瘦	
闻	喘息、声音低弱	
	呕吐清水	
问	倦怠	
	胃寒	
	喜热饮	
	肢冷	
	食欲缺乏	
	胃痛，得热则缓	

虚寒型的典型症状

不喜欢吃寒凉的食物，吃点凉的就拉肚子，脘腹痛而喜温喜按，经常肠鸣，易呕，畏寒肢冷，舌苔白，泛吐清水，胃纳呆滞。

不喜吃寒凉食物

如果脾胃阳气不足，在脾胃虚寒的情况下进食生冷食物会加重孩子脾胃的不适感。因此，脾胃虚寒的孩子一般都不喜欢吃寒凉的食物，比如薏米、绿豆、螃蟹等。

脘腹痛而喜温喜按

如果胃脘疼痛与脾阳不足、脾胃虚寒有关的话，给予一定的热力刺激则有助于舒畅脾胃气机，增强脾胃的消化吸收功能，使疼痛缓解。另外，用手在孩子的胃部按一按，也可以舒畅滞气，缓解疼痛。

吃凉就腹泻

一些孩子只要吃点凉的就拉肚子，大便清稀如水样，还伴有腹痛、肠鸣、食少等症。如果在任何时间都可能发生腹泻，主要与脾阳不足、脾胃虚寒有关；如果腹泻一般发生在天明之前，主要和肾阳不足有关。阳气不足，阴寒内盛，导致水谷不能消化，出现腹泻的症状。

经常性肠鸣

正常情况下，肠鸣声低弱、和缓，是听不到的，如果肠鸣声比较响则为肠胃不和的表现。脾胃虚寒，脾胃气机运行不畅，气机紊乱则会导致肠鸣如雷。除了肠鸣之外，还会出现腹胀、食少等症。

泛吐清水

孩子泛吐清水与胃阳气不足，寒邪偏重，导致脾气不升，胃气上逆有关。

畏寒肢冷

脾的清阳之气能够充养四肢，维持四肢的功能活动。如果脾阳不足，阳气不得调达，四肢失养，孩子就会畏寒肢冷。

孩子脾胃健康不生病，平时才能有精力高兴地玩耍。

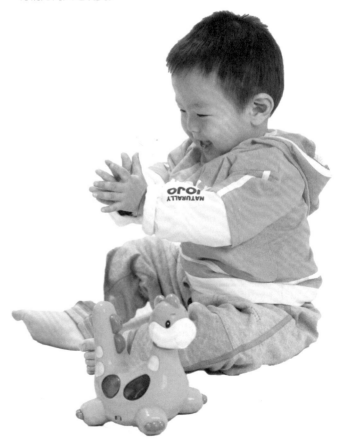

合理锻炼提升脾胃阳气

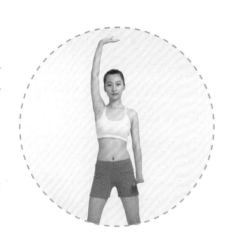

　　动能生阳，对于脾胃阳气不足、寒邪留滞不去的孩子，适当运动能够反复刺激脾经，疏通经络，促进脾胃的气血循环，增强脾胃的消化吸收功能，减轻寒邪损及脾胃导致的不适感。另外，适当运动也能够助阳气升发，帮助脾胃除掉寒邪。可用八段锦中调理脾胃的须单举来补脾胃阳气。

　　调理脾胃须单举：动作如图示范，双脚分开，与肩同宽，右臂过胸前，过头顶，向上翻手掌，掌心朝天，左手掌往下按，力应达掌根、掌心。右手做完之后换左手。

用艾叶水泡脚使脾胃不寒

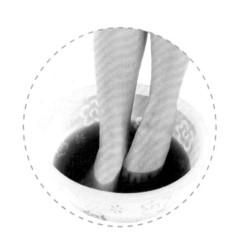

　　艾叶能够起到抑菌杀菌的作用，其性热，入脾经，也能起到暖脾胃、驱寒的作用。用艾叶水泡脚能够促进脚部气血循环，与此同时，还能够刺激孩子足部的脾经、胃经，帮助寒邪宣发，使脾胃不寒。

　　艾叶水泡脚：将50克艾叶放到砂锅中，加适量清水，浸泡约10分钟，大火煮沸，小火煎20分钟，倒入盆中，等水自然冷却到脚可以适应的温度时泡脚，一直泡到孩子全身微微出汗就可以了。

用热盐袋温熨胃脘部能暖小腹

　　取粗盐250~500克，以及桂皮、葱、盐各适量。将所有材料放入锅中炒热，或用微波炉加热，然后用布袋装好，敷于胃脘部，能起到除寒暖胃的作用。与此同时，还能够促进小腹部的气血循环，温暖小腹部（方法如图所示）。

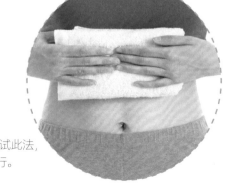

胃不舒服时可以尝试此法，可选在每晚睡前进行。

敷贴、艾灸缓解脾胃虚寒

用白胡椒贴肚脐能止泻

脾胃虚寒容易腹泻，如果孩子小腹冷痛，并且腹泻不止，可采用白胡椒贴肚脐的方式止泻。白胡椒性热，能够起到驱寒暖脾胃的作用，而且肚脐是神阙穴所在之处，能够益气补阳、温肾健脾、祛风祛湿。用白胡椒敷贴肚脐能温阳驱寒，自然有比较好的止泻效果。

敷贴后局部皮肤出现发红、微痒及烧灼感属于正常现象，孩子在敷贴期间要注意休息，且要保持饮食清淡，心情平和。

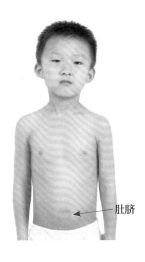

肚脐

敷贴方法：用75%的酒精棉球对孩子肚脐部位进行消毒，再涂点凡士林。将白胡椒研碎，放在肚脐上，用医用胶布固定。敷贴2~4小时之后去掉即可。

隔姜灸气海穴全身都能暖

通过"气海一穴暖全身"这句话能够看出气海穴具有补阳暖身的功效。对气海穴进行艾灸，能够起到驱寒暖胃的功效，可以改善脾胃阳气不足、寒邪内停导致的手脚冰凉、腹泻、腹胀、水肿等症。

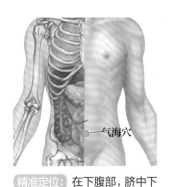

气海穴

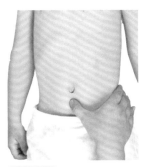

精准定位：在下腹部，脐中下一点五寸，前正中线上。

快速找穴：在下腹部，前正中线上，肚脐中央向下约2横指处即是。

艾灸方法：隔姜灸，每次灸5~7壮，每天可灸1~2次。孩子如果觉得隔姜灸有些烫，可以把姜切得厚一些，也可以搓热拇指直接按摩此穴位。

适合脾胃虚寒型孩子的烹饪方式

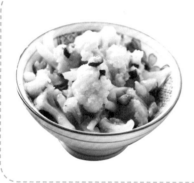

大火快炒

在炒制蔬菜的过程中，加热时间越短，营养素损失就越少。大火快炒能够使肉类菜肴的表层蛋白质受热，从而快速凝固，内部的营养成分也流失较少。大火快炒还可以减少水分溢出，从而减少水溶性营养素流失。但大部分蔬菜性寒，为了降低蔬菜的寒性，避免其寒性对脾胃的伤害，可以将蔬菜与一些热性的调料搭配食用，如花椒、姜等。

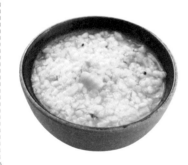

煮粥

脾胃虚寒的孩子一般不喜欢吃寒凉的食物，消化吸收能力比较弱，此时不妨喝点暖暖的粥，一方面能够减轻脾胃的负担，另一方面还能够满足身体对营养的需求。在烹制粥的时候，爸爸妈妈可以根据孩子身体的实际情况搭配食材，比如脾胃虚寒的孩子可以加点茴香、羊肉；睡眠不好的孩子可以放点莲子、百合，清心安神。总而言之，煮粥是比较适合脾胃虚寒的孩子的一种烹调方式。

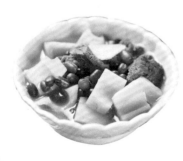

煲汤

因为脾胃靠近腹壁，没有肌肉、脂肪等物质在外围包裹，因此，比较容易受"凉"。因此，一定要注意保暖，避免吃冷食，而且最好吃些热的，热汤就是一个不错的选择，搭配恰当的食材，比如糯米、莲藕、羊肚、羊肉等，能让脾胃虚寒的孩子脾胃暖起来。但需注意的是，孩子不能只喝汤，而不吃汤里的肉和菜。

食材易得，可以经常食用。

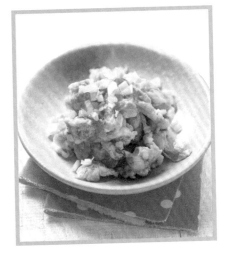

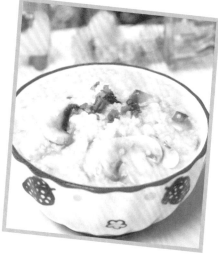

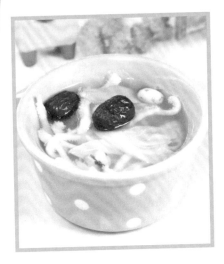

大葱炒鸡蛋

😊 1 岁以上

原料： 大葱 50 克，鸡蛋 2 个，盐适量。

做法： ①鸡蛋磕入碗中，加适量盐搅匀。②大葱去皮，洗净，切碎。③油锅烧热，放入大葱炒出香味，放入打散的鸡蛋，炒至凝固成块即可。

营养功效： 大葱含有微量的硒，有助于保护胃健康。

口蘑小米粥

😊 8 个月以上

原料： 口蘑 50 克，小米、大米各 60 克，葱花、盐各适量。

做法： ①小米、大米均洗净，浸泡 30 分钟；口蘑洗净，切片。②锅中放入小米、大米、水，大火煮沸，转小火继续熬煮。③待粥快熟时，放入口蘑片，煮熟，加盐调味，关火撒上葱花即可。

营养功效： 此粥可有效调理孩子脾胃。

羊肚莲子汤

😊 3 岁以上

原料： 羊肚 200 克，红枣 2 颗，莲子、姜片、葱片、盐各适量。

做法： ①红枣、莲子均洗净；羊肚洗净，切丝。②锅中放入所有食材，加水，大火煮沸，转小火炖至熟烂，加盐调味即可。

营养功效： 喝些羊肚汤能够让孩子的脾胃暖起来。

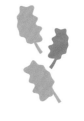

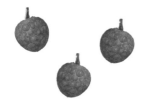

适合脾胃虚寒型孩子的食材

韭菜·大葱·荔枝

韭菜性温，能健脾气，暖胃。韭菜散发出一种独特的辛香气味，能疏调肝气，增进食欲，增强消化功能。大葱味辛，性微温，能助阳气，除脾胃中的寒气，增进食欲。荔枝味甘，能补脾胃之气，其性温，有温中健脾的功效，比较适合脾胃虚寒的孩子食用。

·········· 对症食谱 ··········

韭菜炒豆芽

原料： 韭菜、豆芽各 100 克，葱末、姜丝、盐各适量。

做法： ①豆芽洗净，沥水；韭菜择洗干净，切段。②油锅烧热，放入葱末、姜丝爆香，放入豆芽略煸炒。③下入韭菜炒熟，加盐调味即可。

营养功效： 韭菜性温，能够健脾气、暖胃。

韭菜粥

原料： 嫩韭菜 50 克，大米 100 克，盐适量。

做法： ①大米淘洗干净，浸泡30 分钟；嫩韭菜洗净，切末。②锅中放入大米、水，大火煮沸，转小火熬煮。③煮至粥快熟时，放入嫩韭菜，熬煮至食材全熟，加盐调味即可。

营养功效： 韭菜特殊的香气能够增进孩子食欲。

葱白粥

原料： 大米 100 克，葱白 30 克。

做法： ①大米洗净，浸泡 1 小时。②葱白切丝，备用。③锅中放入大米，倒入清水，煮至米将熟时放入葱白，煮熟，即可。

营养功效： 葱白性温，能够缓解胃寒腹泻的症状。

脾胃虚寒时可以吃此粥调理。

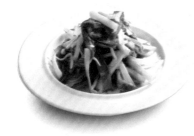

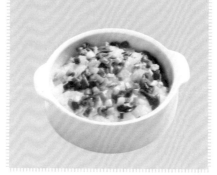

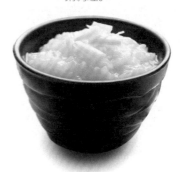

韭菜

韭菜的膳食纤维含量较多，不易消化吸收，所以一次不要吃太多，以防导致腹泻，每次的食用量最好控制在 100 克以内。炒食、煮粥、做馅、煮汤都是不错的选择。

大葱

大葱有通阳、发汗的作用，但每次不可食用过多，以防损害视力。大葱主要是用来做调味料，也可以用来煮粥、煲汤。

荔枝

荔枝属热性水果，因此，孩子一次不可吃太多。食用过多会出现烦热、口渴、恶心乏力等上火症状。荔枝可以直接食用，也可以用来煮粥、煲汤。

葱爆羊肉

原料： 羊肉 200 克，大葱 100 克，白糖、蒜末、淀粉、生抽、料酒、花椒粉、香醋、盐各适量。

做法： ①羊肉切片放入碗中，加入淀粉、生抽、料酒、花椒粉，抓匀，腌制。②大葱洗净，切丝。③油锅烧热，放入羊肉片爆炒，至变色，盛出沥油。④锅中留油，爆香蒜末，放入葱丝、羊肉，加白糖、香醋、盐，炒匀即可。

营养功效： 羊肉和葱有暖胃除寒、益气补虚的功效。

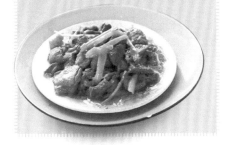

红枣荔枝粥

原料： 荔枝 150 克，大米 100 克，红枣 20 克。

做法： ①大米洗净，浸泡 1 小时。②荔枝洗净，去皮、去核，取果肉；红枣洗净，去核，掰成两半，备用。③锅中放入大米，加清水，大火煮沸，转小火熬煮，待粥熟烂后放入荔枝肉与红枣，稍煮片刻即可。

营养功效： 荔枝具有温中健脾、止泻的功效。

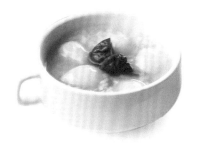

荔枝虾仁

原料： 虾仁、荔枝各 100 克，鸡蛋 1 个，水淀粉、葱花、姜丝、盐各适量。

做法： ①鸡蛋取蛋清；荔枝取肉，切丁。②虾仁洗净，切丁，加蛋清、水淀粉、盐拌匀；水淀粉加盐调成汁。③油锅烧热，放虾仁、葱花、姜丝、荔枝炒熟，倒调味汁炒匀即可。

营养功效： 此菜可健脑安神，补充优质蛋白质。

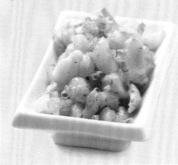

适合脾胃虚寒型孩子的食疗方

丁香粥

😊 3 岁以上

原料： 丁香 5 克，大米 100 克，姜片、红糖各适量。

做法： ①大米淘洗干净，浸泡 30 分钟。②丁香洗净，水煎留汁。③锅中放入大米、姜片，大火煮沸，转小火熬煮至粥熟，加红糖调味即可。

营养功效： 丁香性温，能够增加孩子肠胃的御寒能力。

胡椒二香茶

😊 3 岁以上

原料： 丁香、木香各 5 克，胡椒 3 克。

做法： ①丁香、木香、胡椒择洗干净。②锅中放入所有材料，加水，大火煮沸，小火煮 20 分钟，过滤饮用即可。

营养功效： 丁香对因胃寒引起的呕吐、腹泻有不错的疗效。

吴茱萸粥

😊 3 岁以上

原料： 吴茱萸 5 克，大米 100 克。

做法： ①大米淘洗干净，浸泡 30 分钟；吴茱萸洗净。②锅中放入大米，加水大火煮沸，转小火继续熬煮。③待粥将熟时，倒入吴茱萸，熬煮至粥熟即可。

营养功效： 吴茱萸性热味苦，能够散寒邪。

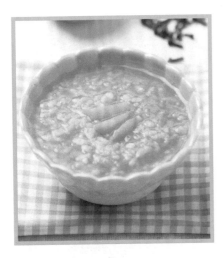

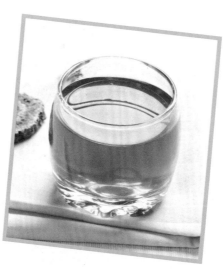

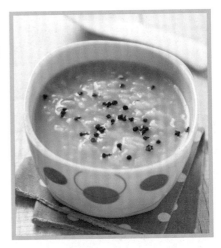

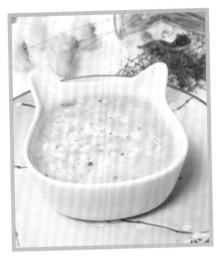

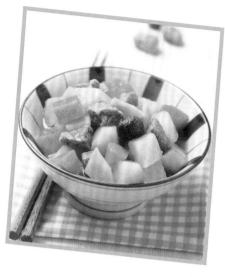

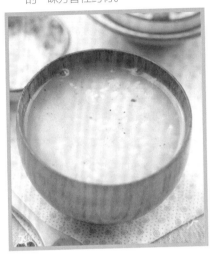

砂仁常用作香料，也是中医常用的一味芳香性药材。

肉桂大米粥

⊙ 3 岁以上

原料： 肉桂末 1~2 克，大米 100 克，盐适量。

做法： ①大米洗净，加水煮成稀粥。②取肉桂末调入粥中，转小火煮沸，待粥稠后停火，加盐调味即可。

营养功效： 此粥有温中和胃的作用。

肉豆蔻炖牛肉

⊙ 3 岁以上

原料： 土豆 100 克，牛肉 200 克，胡萝卜 50 克，肉豆蔻 1 粒，葱段、姜片、酱油、白糖、盐各适量。

做法： ①土豆、胡萝卜洗净，去皮，切块。②牛肉洗净，切块，放入锅中，加葱段、姜片、水，中火煮沸，撇去浮末。③放入土豆、胡萝卜、肉豆蔻、酱油、白糖、盐，炖至食材熟烂即可。

营养功效： 肉豆蔻性温，有暖胃驱寒的功效，但用量一定要谨慎。

砂仁粥

⊙ 3 岁以上

原料： 砂仁 5 克，大米 100 克，白糖适量。

做法： ①大米淘洗干净，浸泡 30 分钟。②砂仁洗净，放入锅中，水煎后捞出砂仁留汁。③锅中放入大米、水，大火煮沸，转小火煮至粥熟即可。

营养功效： 砂仁具有暖脾和胃、行气下气的功效。

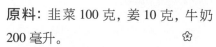

小米蒸排骨

☺ 1 岁半以上

原料： 排骨 300 克，小米 100 克，料酒、冰糖、甜面酱、豆瓣酱、葱末、姜末、盐各适量。

做法： ①排骨洗净，斩段；豆瓣酱剁细；小米加水浸泡。②排骨段加豆瓣酱、甜面酱、冰糖、料酒、盐、姜末、油拌匀。③排骨段装入蒸碗内，放小米，大火蒸熟。④取出蒸碗，扣入圆盘内，撒上葱末即可。

营养功效： 小米搭配排骨，为孩子补充营养，强健身体。

手抓羊肉饭

☺ 2 岁以上

原料： 羊肉 150 克，胡萝卜、洋葱各 50 克，大米 80 克，香菜段、盐各适量。

做法： ①大米洗净；羊肉洗净，切块。②胡萝卜洗净，切丁；洋葱洗净，切丝。③油锅烧热，放入羊肉，炒至变色，放入洋葱、胡萝卜、盐，翻炒。④将大米平铺在菜上，加水煮熟拌匀，撒上香菜段即可。

营养功效： 此饭有御寒保暖的作用。

姜韭奶

☺ 1 岁以上

原料： 韭菜 100 克，姜 10 克，牛奶 200 毫升。　　　　☆

做法： ①姜、韭菜洗净，切碎，捣烂，取汁。②将汁倒入锅中，再倒入牛奶，加热煮沸即可。

营养功效： 姜韭奶具有暖胃健脾的功效。

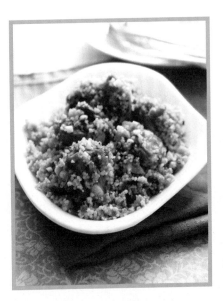

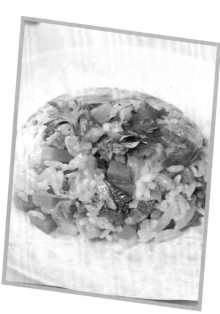

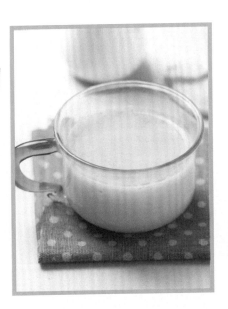

山药搭配羊肉可温补脾胃。

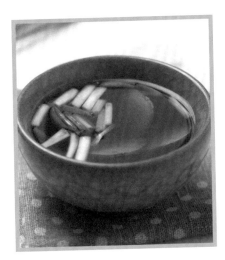

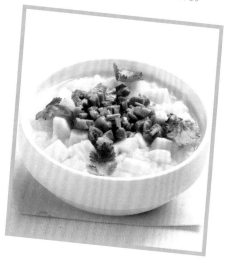

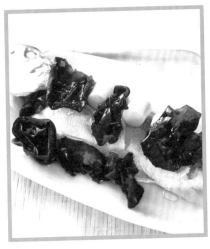

小葱老姜汤

😊 2 岁以上

原料： 带皮姜 3 片，小葱 2 根，红糖适量。

做法： ①小葱洗净，切段。②锅中放入姜片、葱段、水，大火煮沸，倒入红糖，熬 10 分钟关火即可。

营养功效： 此汤具有祛寒止痛的功效。

山药羊肉糯米粥

😊 1 岁以上

原料： 羊里脊肉 50 克，山药 100 克，糯米 80 克，香菜碎、葱花、盐各适量。

做法： ①糯米淘洗干净，浸泡 30 分钟。②羊里脊肉洗净，切碎；山药洗净，去皮，切块。③锅中放入羊里脊肉和山药、糯米、水，大火煮沸，煮至黏稠时，加盐调味，最后撒上葱花与香菜碎即可。

营养功效： 此粥适合脾胃虚寒的孩子食用。

清蒸黄花鱼

😊 2 岁以上

原料： 黄花鱼 400 克，木耳、葱段、姜片、料酒、盐各适量。

做法： ①收拾好的黄花鱼洗净，在鱼身两侧划几刀，抹上盐，将姜片、木耳铺在黄花鱼上，淋上料酒，放入蒸锅中用大火蒸熟。②倒掉腥水，拣去姜片，然后将葱段铺在黄花鱼上。③锅中放油，烧至七成热，将烧热的油浇到黄花鱼上即可。

营养功效： 黄花鱼具有补益脾胃、温胃驱寒的功效。

湿热型

对照下表，如果孩子一周内有 3~4 天出现下列症状，并达到了 6 个以上（不包括 6 个，同样用"√"做标记），说明孩子体内有了湿热。

脾胃湿热	症状
舌诊	舌苔黄腻
面诊	面色发黄
	面部易发热
望	精神萎靡
	形体消瘦
闻	口臭
问	脘腹痞满
	大便溏薄、黏腻
	头昏乏力
	口不知味
	有时候会口苦
	很容易饿
	肢体倦怠

湿热型的典型症状

面部容易发热，很容易饿，能吃却比较瘦，嗜睡，大便溏泄，舌苔黄腻，身重肢倦，胀满，易口臭。

面部易发热

面部是胃经遁行所过之处，如果胃里有火，火气会沿着胃经而上。火具有炎热之性，胃火上炎至面部，自然会出现面部易发热的问题。胃里面的火气大，主要因为饮食不节，因此，饮食上应少吃辛辣食物、适当饮食，以此让胃火一点点降下去。

易饿，能吃却不胖

有些孩子很容易饿，也很能吃，却比较瘦，这和胃里面火大有关系。火大的孩子全身发热，如果胃里面火大，就会容易饿。此外尿色发黄也是一个典型的症状。胃火大，吃到胃里面的食物很快被消化排空，因此，比较容易饿。

嗜睡，大便溏泄

中医认为睡眠与阴阳有关，湿是阴邪，如果孩子体内有湿的话，会使脾气的上升受阻，由此导致孩子嗜睡。湿邪还会让脾胃缺乏运化动力，食物得不到有效消化，就会有大便溏泄的问题出现。

舌苔黄腻

舌苔黄而黏腻，就好像黄色粉末涂在舌面上一样，为舌苔黄腻的舌象。中医认为舌苔黄腻是湿热上蒸于舌导致的，应用清热、化湿的方法改善此问题。爸爸妈妈可给孩子用一些诸如冬瓜皮、红豆、薏米、玉米须、鲤鱼、茯苓等药食两用的食材来烹调餐食，以达到清祛湿热的目的。

身重肢倦

湿邪具有重浊、黏滞的特性，体内有湿热的话，会出现身重肢倦、身体不清爽的感觉。脾胃只有恢复正常的运化功能，祛除身体里面的水湿，身体才能清爽起来。

易口臭

湿邪不利于脾胃气机的升降，脾气不升，胃气不降，则容易导致口臭。有口臭的孩子饮食应相对清淡，避免吃生冷、刺激性食物，多喝水，多吃蔬菜水果，保持充足睡眠。

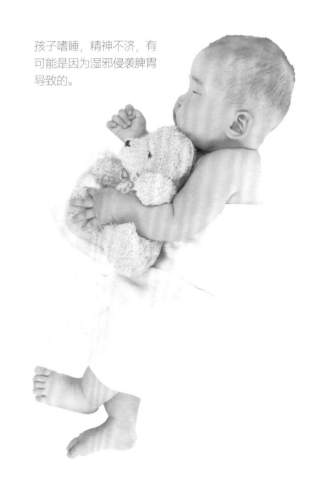

孩子嗜睡，精神不济，有可能是因为湿邪侵袭脾胃导致的。

夏天做瑜伽，发汗祛湿热

夏天自然界中的湿热之气较重，孩子易被湿热所伤，出现腹泻、浑身乏力、精神不振等湿热症状，湿热伤及脾胃，还会导致孩子易饿但消瘦。孩子身体里面有了湿热，除了需要注意饮食之外，还需要适当运动，适当运动至发汗可有效除掉体内的湿热。夏天可以让 7~12 岁的孩子学习几个简单的瑜伽动作来祛湿热，动作如下图所示：

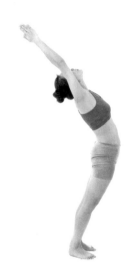 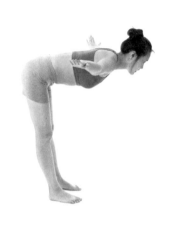 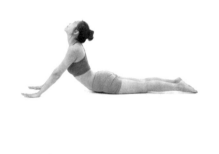

自然站立，全身放松。双手合十，慢慢将身体往后仰。尽可能伸展上身。注意动作宜轻柔，初次练习幅度宜小。

此动作能促进腰椎、脊椎及肩、颈部的气血循环，减缓这些部位的紧张感。另外还能舒展腹部脏器，促进消化。可反复练习几次，直到微微出汗为止。

自然站立，两脚分开，全身放松。两手侧平举，慢慢将上身往前倾，动作可稍微大一些，但不要勉强。

此动作不仅能按摩脾胃，还能按摩腹部的其他脏器，有利于脾胃的气血循环，促进消化，改善消化不良。同时，此动作也能减轻脊柱的紧张感。

趴在毯子上，全身放松，两手放到身体两侧，手渐渐前移，以双手为支撑点，上身渐渐抬起，头部尽可能向后仰，在这个过程中吸气，然后呼气。每次可做 5~6 次。

此动作不仅能放松肩颈、背部，同时也能按摩脏器，还能改善睡眠。

按摩、拔罐治疗脾胃湿热

刮曲池穴，对胃火牙痛有效

曲池穴在手臂上，此穴能够散风除热，可有效改善胃火上升所致的牙痛，此外，还能够防治急性胃肠炎，预防中风。曲池穴具有多种保健功能，爸爸妈妈可以经常刺激孩子这个穴位。

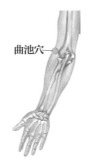

曲池穴

精准定位：在肘区，尺泽穴与肱骨外上髁连线的中点处。

快速找穴：屈肘，肘横纹中点与肱骨外上髁之间连线的中点。

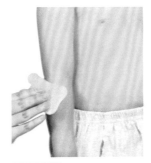

刮拭方法：将刮痧板放在穴位所在处，从上往下刮，力量应适中，每次可刮 20 下。

在阴陵泉穴拔罐可对付湿疹

脾无法运化水湿，湿热内聚，蕴结肌肤就会生出湿疹。浑身黏腻不爽或者患有湿疹的孩子可对阴陵泉穴进行拔罐，能够起到清热利湿的作用。在阴陵泉穴拔罐还能够改善水湿内聚所导致的肥胖。

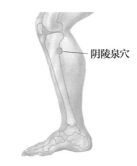

阴陵泉穴

快速找穴：小腿内侧，膝关节下，胫骨向内上弯曲凹陷处即是。

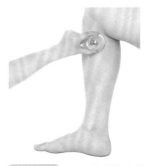

拔罐方法：用闪火法将火罐吸拔在穴位上，每次可吸拔10~15 分钟。

适合脾胃湿热型孩子的烹饪方式

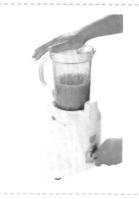

榨汁

　　脾胃湿热的孩子一般都会口干舌燥，嘴唇也容易发紧，甚至干裂。因唇为脾所主，如果孩子脾胃湿热、脾阴不足，热气上蒸，就会导致口干舌燥，嘴唇发紧，可以让孩子经常喝一些饮品，如三汁饮、黄瓜蜂蜜汁等，起到滋阴清热的作用，有助于清除体内的湿热。

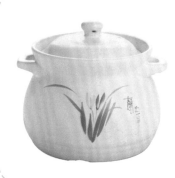

煲汤

　　煲汤时可以放很多食材进去，经过加热，就会形成一道营养充足的汤品。煲汤能够最大限度地保留各种营养素，还不会因为加热过度（如油炸、煎炸等）而产生有害物质。对于脾胃湿热型的孩子来讲，既能够补充营养，又不会伤脾胃。

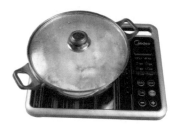

炖煮

　　炖煮是一种健康的烹调方式，而且炖煮后的主料比较软烂，滋味比较鲜浓香醇，孩子比较喜爱。另外，经过小火慢炖的食材更易被消化吸收。炖煮还能够让汤头较清不混浊，食材也能够保持原味。脾胃湿热型的孩子适合吃一些炖煮的菜，搭配合适的食材能够事半功倍地祛除湿气，比如仙人掌性寒，能够行气活血、清热解毒、健脾止泻、利水祛湿。

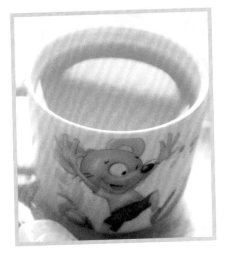

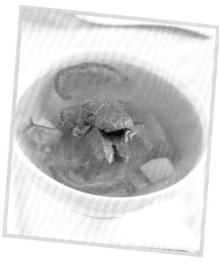

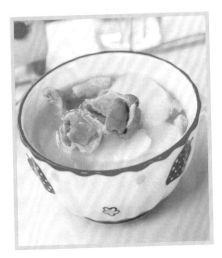

要选择新鲜的猪肚。

萝卜梨汁

😊 8 个月以上

原料：梨、萝卜各 100 克。

做法：①萝卜洗净，去皮，切丝；梨洗净，去皮、去核，切片，备用。②锅中倒入萝卜丝和适量水，小火煮 10 分钟，加梨片再煮 5 分钟，取汤汁饮用即可。

营养功效：萝卜与梨一起熬煮成汁，具有良好的降火功效。

土豆牛肉汤

😊 2 岁以上

原料：土豆、西红柿各 100 克，牛肉 150 克，姜片、酱油、淀粉、盐各适量。

做法：①牛肉洗净，切块，加淀粉、酱油拌匀，腌制 15 分钟。②西红柿洗净，用开水烫一下，去皮，切片；土豆洗净，去皮，切块。③油锅烧热，倒入西红柿炒软，加水，放入牛肉块、姜片，煮沸，撇去浮沫。④倒入土豆，煮至全部食材熟透，加盐调味即可。

营养功效：煲汤时搭配合适食材有利于防治湿热伤身。

山药炖猪肚

😊 3 岁以上

原料：山药 60 克，猪肚 200 克，盐适量。

做法：①猪肚洗净，切片，用盐稍微腌一会儿。②山药洗净，去皮，切片。③锅中放入山药、猪肚、水，以小火炖至食材熟烂即可。

营养功效：炖煮有利于孩子吸收营养，除热祛湿。

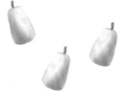

适合脾胃湿热型孩子的食材

赤小豆·冬瓜·芹菜

赤小豆有利水养心的作用，适合体内有湿热的孩子食用。冬瓜性微寒，能利水化湿，将多余的湿热除掉，清热利湿。芹菜性凉，能清热除烦，适合脾胃湿热、气血不足的孩子食用。芹菜还能够刺激胃肠蠕动，润肠通便，内热烦躁的孩子可适量食用。

对症食谱

赤小豆小米粥

原料： 赤小豆 20 克，小米 60 克，冰糖适量。

做法： ①赤小豆洗净，提前浸泡一晚；小米洗净，浸泡 30 分钟。②锅中放入赤小豆、小米、水，大火煮沸，转小火熬煮至食材熟透，加冰糖调味即可。

营养功效： 赤小豆适合体内有湿热的孩子食用。

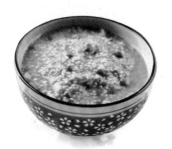

栗子大蒜粥

原料： 大蒜瓣 30 克，栗子肉 50 克，大米 80 克。

做法： ①大米洗净，浸泡 30 分钟；大蒜洗净，放水中煮 1 分钟后捞出，留汁。②将栗子肉、大米放入煮蒜水中煮熟，再将蒜放入粥内，同煮成粥即可。

营养功效： 栗子富含维生素 C 和维生素 B_2，对口腔溃疡有很好的食疗效果。

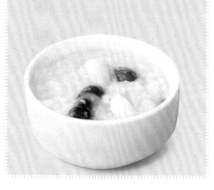

冬瓜扁豆排骨汤

原料： 冬瓜 150 克，排骨 200 克，扁豆、姜片、盐各适量。

做法： ①排骨洗净，用开水汆烫。②冬瓜洗净，去皮，切片；扁豆择洗干净，切段。③锅中注水，放入排骨、扁豆、姜片，大火煮沸，转小火煮至排骨快熟时，放入冬瓜煮熟，加盐调味即可。

营养功效： 冬瓜具有利水化湿、消热解渴的功效。

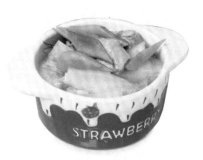

赤小豆

赤小豆有利尿祛湿的作用，所以尿频的孩子不宜吃。赤小豆可以用来煮饭、煮粥、做汤。

冬瓜
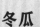

冬瓜皮性寒，因此，脾胃虚寒、经常便溏的孩子不宜食用。一般来讲，冬瓜可煮粥或煮汤，当然快炒也可以。

芹菜

芹菜有降血压的作用，因此，血压较低的人应谨慎食用。芹菜可以煮粥、炒菜、煲汤、榨汁等，都是比较利脾胃的吃法。

素烧冬瓜

原料：冬瓜 300 克，葱段、姜片、水淀粉、盐各适量。

做法：①冬瓜洗净，去皮，切块。②油锅烧热，放入姜片、葱段炒香，倒入清水烧开，捞出葱、姜，放入冬瓜烧熟，用水淀粉勾薄芡，加盐即可。

营养功效：冬瓜可让孩子的食欲不受湿热影响，保护脾胃健康。

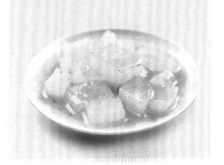

芹菜拌木耳

原料：水发木耳 60 克，芹菜 200 克，香油、醋、枸杞子、盐各适量。

做法：①芹菜洗净，去叶，切段，焯烫后捞出。②水发木耳洗净，撕成小块，焯烫后捞出；枸杞子洗净，泡发。③芹菜中放入木耳、香油、醋、枸杞子、盐，拌匀即可。

营养功效：春季孩子胃火较大，可吃些凉拌芹菜清热解毒。

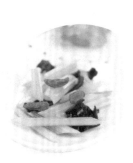

胡萝卜芹菜汁

原料：苹果、胡萝卜各 100 克，芹菜 150 克。

做法：①苹果、胡萝卜洗净，切块。②芹菜择洗干净，切短段。③将全部食材放入榨汁机中，加水榨汁即可。

营养功效：芹菜有清热除烦的功效，搭配苹果、胡萝卜还能为孩子提供多种维生素。

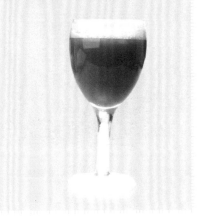

适合脾胃湿热型孩子的食疗方

茯苓莲子粥

☺ 3 岁以上

原料： 茯苓、莲子各 10 克，大米 50 克。

做法： ①大米淘洗干净，浸泡 30 分钟。②茯苓研碎；莲子洗净。③锅中放入大米、莲子、水，加入茯苓碎，大火煮沸，转小火熬煮至熟烂即可。

营养功效： 茯苓具有利水渗湿、健脾、安神的功效。

莲子百合麦冬汤

☺ 3 岁以上

原料： 莲子 20 克，百合、麦冬各适量。

做法： ①百合、麦冬、莲子洗净。②锅中放入全部材料，加水，大火煮沸，转小火煮 20 分钟，饮用即可。

营养功效： 麦冬有益胃生津、润肺清心的功效。

清炒马齿苋

☺ 1 岁以上

原料： 马齿苋 150 克，葱末、蒜末、盐各适量。

做法： ①马齿苋择洗干净，切长段。②油锅烧热，倒入葱末、蒜末炒香，然后倒入马齿苋，炒至熟透，加盐调味即可。

营养功效： 马齿苋有清热利湿、消炎止渴的作用。

脾胃不好的孩子日常调理脾胃时可选择此汤。

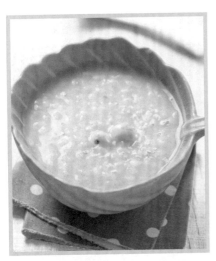

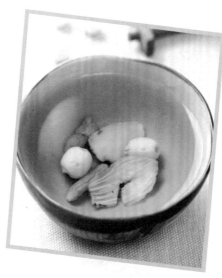

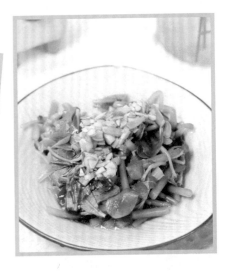

法半夏性温、味辛，被用于治疗痰多咳嗽、风痰眩晕等症。

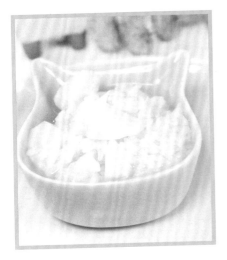

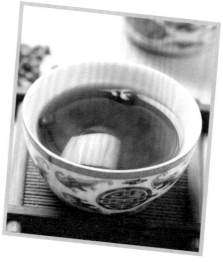

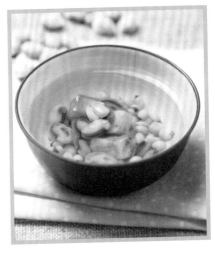

法半夏山药粥

😊 3 岁以上

原料： 大米 100 克，法半夏 6 克，山药适量。

做法： ①大米洗净，浸泡 30 分钟。②法半夏洗净，放入砂锅，加水，大火煮沸，小火熬煮取汁。③山药洗净，去皮，切小块。④锅中倒入大米、水，大火煮沸，转小火熬煮至熟，倒入法半夏汁、山药，煮至食材全熟即可。

营养功效： 法半夏具有健脾胃、祛痰湿的功效。

芦根绿豆汤

😊 3 岁以上

原料： 芦根、绿豆各 10 克。

做法： ①芦根、绿豆洗净。②锅中放入芦根、绿豆与水，大火煮沸，小火煎 20 分钟，喝汤即可。

营养功效： 芦根具有清胃中实热、生津止渴的功效。

白扁豆茯苓饮

😊 3 岁以上

原料： 白扁豆、炒薏米各 20 克，茯苓 15 克。

做法： 锅中放入白扁豆、茯苓与炒薏米，加水，大火煮沸，转小火煮 30 分钟即可。

营养功效： 白扁豆具有利尿消肿、健脾化湿的功效。

奶油葵花子粥

😊 1 岁以上

原料： 南瓜 50 克，葵花子仁 20 克，大米 100 克，奶油适量。

做法： ①南瓜洗净，去皮，切丁；大米洗净。②锅内放入大米、水，大火煮沸。③放入南瓜、葵花子，煮至粥熟，放入奶油拌匀即可。

营养功效： 此粥具有清湿热、散滞气的功效。

丝瓜炒虾仁

😊 2 岁以上

原料： 虾仁 200 克，丝瓜块 100 克，生抽、水淀粉、葱段、姜片、香油、盐各适量。

做法： ①虾仁用生抽、水淀粉、盐腌5 分钟。②油锅烧热，将虾仁过油，盛出；用葱段、姜片炝锅，放入丝瓜块，炒至发软。③放入虾仁翻炒，加香油、盐调味即可。

营养功效： 丝瓜有祛湿利水消肿的作用，虾仁富含钙质，两者搭配适合孩子食用。

薄荷柠檬茶

😊 1 岁以上

原料： 柠檬 50 克，干薄荷、盐各适量。

做法： ①柠檬表面涂盐，搓洗干净，切片。②杯子中放入柠檬、干薄荷，加温开水泡开即可。

营养功效： 此茶饮具有抑制口臭的作用。

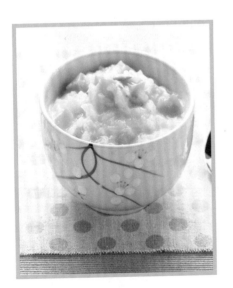

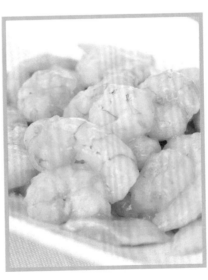

柠檬味酸，一次不宜过多，以免伤胃。

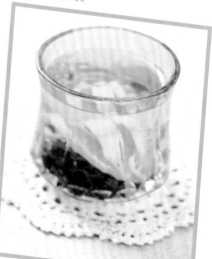

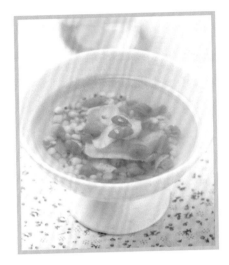

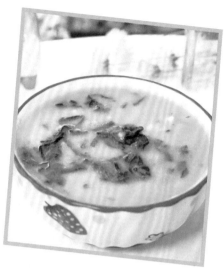

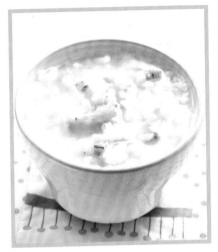

此粥清淡可口，仔细品味会有清甜的味道。

百合薏米汤

😊 1 岁以上

原料： 百合 20 克，薏米 80 克，枸杞子、蜂蜜各适量。

做法： ①百合、枸杞子均洗净；薏米淘洗干净。②锅中放入薏米、水，大火煮沸，转小火熬煮至薏米将熟，放入百合、枸杞子熬煮至熟，加蜂蜜调味即可。

营养功效： 百合薏米汤具有健脾安神、润燥祛湿的功效，对于肺热咳嗽也有一定的辅助治疗作用。

苋菜玉米面糊

😊 8 个月以上

原料： 苋菜 30 克，玉米面 50 克，盐适量。

做法： ①苋菜洗净，放入开水中焯烫，捞出切碎。②玉米面放入碗中，加温水调成糊。③锅中加水煮沸，放入玉米糊，再次煮沸，转小火，待玉米糊熟后，放入苋菜、盐，熬煮 5 分钟即可。

营养功效： 苋菜具有清利湿热、凉血散瘀的作用，搭配玉米面还能缓解腹泻。

丝瓜粥

😊 1 岁以上

原料： 丝瓜 50 克，大米 80 克，虾皮适量。

做法： ①大米洗净，浸泡 30 分钟。②丝瓜洗净，去皮，切小块；虾皮洗净。③锅中倒入大米、水，大火煮沸，转小火煮至米快熟，放入丝瓜块与虾皮，煮至食材全熟，即可。

营养功效： 此粥可起到清湿热、化痰湿的作用。

气机不调型

对照下表，如果孩子一周内有 3~4 天出现下列症状，并达到了 6 个以上（同样用"√"做标记），说明孩子脾胃气机不调了。

脾胃气机不调	症状	
舌诊	舌苔发红	
面诊	面色萎黄或苍白	
	脸上有斑	
	脸部肌肉松弛或不紧致	
望	精神萎靡	
	形体消瘦	
闻	喘息或气短、声音低弱	
	脘腹胀满	
	口干	
	胃脘疼痛	
	头昏乏力	
问	不思饮食	
	时作干呕	
	嗳气	
	心烦易怒	
	易便秘	

气机不调型的典型症状

中脘胀满，胃脘疼痛，不思饮食，吞酸，时作干呕，嗳气，易便秘，心烦易怒。

中脘胀满

如果孩子脾胃之气升降失常，则会导致消化失调，气机不畅，食物积滞，由此出现中脘胀满的问题。

胃脘疼痛

孩子如果没有胃病，但胃经常疼痛，则很有可能与肝脾不和有关，而且这样的孩子还易胸闷不舒，爱心烦动怒。肝具有疏泄的功能，如果肝气不舒，则肝气横逆而犯于脾胃，容易导致孩子胃脘疼痛。

吞酸

脾胃有湿热会导致吞酸，脾胃气滞，会导致痰涎上逆，出现吞酸的问题。

不思饮食

孩子不思饮食是脾胃疾病中特别常见的一种症状，脾胃气虚、脾胃虚寒均会导致食欲缺乏。脾胃气机不畅同样是不思饮食的一个主要原因。孩子如果有中脘胀满的感觉，那么此种不思饮食通常都和脾胃气机不舒有关，需要通过健脾和胃的方法进行改善。

易便秘

便秘的原因很多，脾、胃、肾、肝的功能失调都可能导致便秘，比如脾气不足，则气虚而传导无力；肝气郁结，气机淤滞，则气内滞而物不行，或气郁化火，火邪伤津，也可导致肠道失润。

嗳气

嗳气是胃中气体上出咽喉发出的声响，其声长而缓。如果其味酸腐，兼脘腹胀满，则和饮食过度、饮食积滞有关，需要适度减少饮食量，可用消积化食的方法加以调理；如果其气没有酸臭的味道，一般和肝脾不和有关，肝脾不和，胃气上逆，就会出现嗳气的问题。

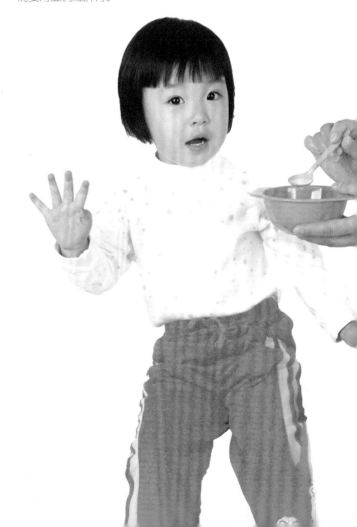

孩子不爱吃饭、没有胃口、消化不良，
需要对症调理脾胃。

左右弯腰，能够疏通脾胃之气

左右弯腰能够活动孩子的胃部，促进脾胃气血循环，舒畅脾胃气机，帮助消化。平时胃痛、胃胀、消化不良的孩子，都可以通过活动腰部缓解症状，但是患有反流性食道炎、胃食管反流病的孩子不适合左右弯腰。

左右弯腰：直立，双腿分开，两臂左右平举，然后上体前屈，用左手指尖碰右脚尖，然后换右手，做同样动作。一般做 10 组。

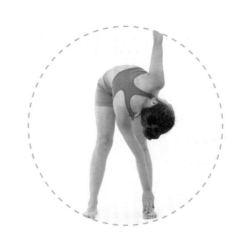

搓两肋是简单的疏肝健脾法

肝脾不和实际上指的是肝气不舒，影响了脾胃之气的升降，导致孩子消化不好、心情不愉快。改善这个问题除了要注意保持情绪舒畅，吃一些舒肝健胃的食物之外，还可经常搓两肋，因肝经主要分布在人体的两肋。

搓两肋：将双手的手掌分别放在孩子两肋所在处，从上往下搓，或从前向后、从后向前搓，用力适中，搓到两肋微微发热即可。这个动作可以经常做。

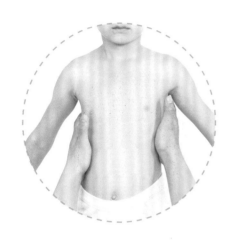

刺激耳朵上的反射区同样能够养脾胃

人的耳朵上有很多反射区，这些反射区都是体内脏器在耳朵上的反应点，刺激这些反应点就能够对相应脏器起到调理功效。脾胃不和的话可以刺激耳朵上的脾反射区和胃反射区，刺激这些反射区能够促进胃肠的蠕动，促进消化，舒畅脾胃之气，帮助脾胃之气和降。

按揉脾胃反射区：用食指按揉此反射区，按揉到有酸胀麻的感觉即可。

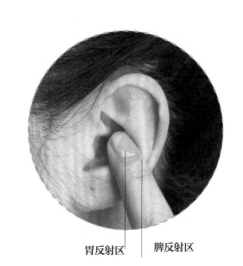

胃反射区　脾反射区

按摩、刮痧调气机不调型脾胃

坐着按压能够健脾胃

孩子如果有久坐的习惯会导致气血不足，气的升提能力减弱，由此使腰腹部赘肉增多，加上饮食不节制，就容易导致脾胃不和。经常按揉一下大横穴，能够预防脾胃疾病的发生，还能够温中、健脾，增强脾胃的运化能力，使胃肠不痛、大便不滞，还能够除掉腹部赘肉。

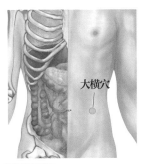

精准定位： 大横穴位于肚脐旁开四寸处，是脾经上的穴位。

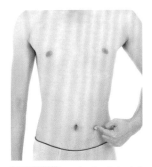

按摩方法： 用拇指或者食指指腹对大横穴进行按揉，每次可按揉5分钟或者按揉到孩子小腹部有微热感就可以了，可坚持每天按揉。

刮脾经、胃经能够调和脾胃

经络具有传导功能，能运行气血，与脏腑联系紧密。体表病邪能够通过经络内传到脏腑，同时脏腑出现了问题也能够传到经络，使经络出现病变。如果脾胃气机不调，相应的脾经与胃经就会出现不同的症状，比如，对脾经和胃经进行刺激会出现酸胀麻疼等感觉。调和脾胃，可对脾经和胃经进行刺激，用以疏通气血，助气血顺畅循行，从而使脾胃调和。

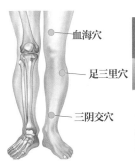

精准定位： 足阳明胃经从头走足，足太阴脾经从足走胸腹，二者互为表里。

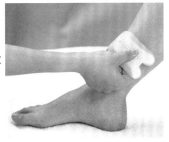

刮拭方法： 准备一个刮痧板与适量刮痧油，沿着脾经、胃经的走向从上往下刮。可以重点刮三阴交穴、血海穴、足三里穴等穴位。

适合脾胃气机不调型孩子的烹饪方式

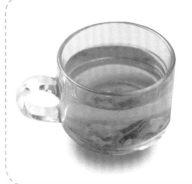

泡饮

　　脾胃气机不调型的孩子容易胃脘疼痛、胀满，陈皮能够理气健脾，燥湿化痰，能够改善脾胃气机不调导致的胃脘胀满、食少吐泻等症。脾胃气机不畅也是不思饮食的主要原因之一，孩子如果有中脘胀满的感觉，需要健脾和胃，泡饮加上合适的食材（陈皮、山楂、红枣等）能够很好地解决这个问题。

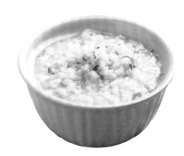

煮粥

　　脾胃不好的孩子，经常会感到元气不足，喝粥能够补益元气、增长体力，促进身体健康。而且粥易消化，可以让脾胃与肠道得到适当的休息。需要注意的是，豆类的熬煮时间尽量长一些，这样更利于脾胃的消化吸收。

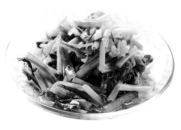

清炒

　　清炒一般都选用质地新鲜、柔嫩爽脆的烹饪食材，而且油、盐、味精等调味料放得也比较少。这样可以保留食材原有的香气，同时尽可能减少营养的流失，从而让气机不调型孩子获得所需的多种营养，与此同时，也能在一定程度上激发宝宝的食欲。此外，清炒时间不宜过长，否则会让菜失去柔软脆嫩的质感和鲜艳的色泽。

此饮开胃健脾，可经常饮用。

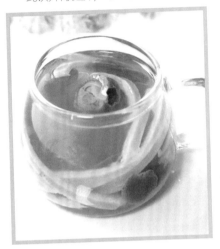

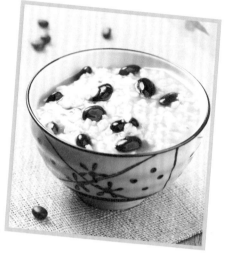

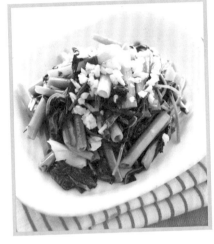

陈皮山楂饮

😊 1 岁以上

原料： 干山楂 30 克，陈皮 15 克。

做法： ①干山楂洗净；陈皮洗净泡软，切丝。②锅中放入山楂、陈皮，加水，小火煎煮 40 分钟即可。

营养功效： 将茶饮放入保温杯中方便携带，可随时让孩子饮用。

黑豆糯米粥

😊 1 岁以上

原料： 黑豆 20 克，糯米 70 克，白糖适量。

做法： ①黑豆、糯米均洗净，黑豆浸泡 6 小时，糯米浸泡 2 小时。②锅中放入糯米、黑豆，加水大火煮沸，转小火继续熬煮至粥熟，加白糖调味即可。

营养功效： 此粥具有增进体力、恢复元气的功效。

清炒空心菜

😊 2 岁以上

原料： 空心菜 200 克，葱末、蒜末、香油、盐各适量。

做法： ①空心菜洗净，切成段，备用。②锅中倒油，烧至七成热，放入葱末、蒜末炒香，再放入空心菜段，炒至断生，加香油、盐调味即可。

营养功效： 清炒空心菜清新爽口。

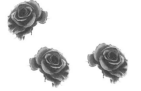

适合脾胃气机不调型孩子的食材

玫瑰花·茼蒿·茴香

饮食中添加一些有关玫瑰花的菜肴，有养肝疏肝的作用。茼蒿有疏肝理气作用，比较适合肝气不舒、食欲缺乏的孩子食用。茴香有驱寒暖胃的作用，胃寒的孩子比较适合食用。另外，茴香还有健脾理气的作用，能降胃气，促进脾胃之气顺畅运行。

对症食谱

玫瑰黑豆饮

原料： 黄豆50克，黑豆20克，玫瑰花5朵。

做法： ①黄豆、黑豆洗净，浸泡12小时。②玫瑰花洗净，用水泡开，部分切碎。③将上述材料放入豆浆机中，加水搅打成浆，过滤取汁，点缀剩余玫瑰花即可。

营养功效： 玫瑰花能够起到疏肝理气的作用。

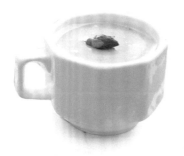

玫瑰花粥

原料： 玫瑰花5朵，大米60克。

做法： ①大米洗净，浸泡30分钟；玫瑰花洗净。②锅中放入大米，加水大火煮沸，转小火，放入玫瑰花，煮至食材全熟即可。

营养功效： 玫瑰花粥既能够为孩子提供所需碳水化合物，还有养肝顺气的作用。

泡茶用的玫瑰花要选花苞饱满、色泽均匀、花瓣完整的。

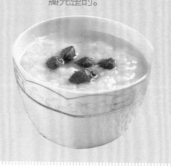

凉拌茼蒿

原料： 茼蒿200克，蒜末、姜丝、香油、醋、盐各适量。

做法： ①茼蒿择洗干净，放入开水中焯烫，捞出，切段。②碗中放入香油、醋、蒜末、姜丝、盐，调成汁，倒入茼蒿中，拌匀即可。

营养功效： 茼蒿特殊的香气具有消食开胃、宽中理气的功效。

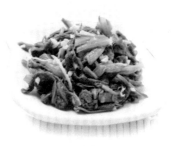

玫瑰花

玫瑰花性温,有健脾益气、开胃宽肠的作用,阴虚有火的孩子不要用。玫瑰花可以泡茶、做汤、煮粥等,这些对脾胃健康有利。

茼蒿

茼蒿有消食开胃、通便利肺的作用,其辛香滑利,胃虚腹泻的孩子不宜多吃。茼蒿可以做汤、清炒、凉拌等。

茴香

茴香有驱寒暖胃、理气散寒的作用,但其性热,内热的孩子不要食用,以防内热加重。茴香可以做包子、饺子、馅饼等。

香菇扒茼蒿

原料: 茼蒿 300 克,香菇 4 朵,葱丝、蒜片、高汤、淀粉、香油、盐各适量。

做法: ①茼蒿洗净,切段;香菇洗净,切块。②油锅烧热,下葱丝、蒜片煸香,放香菇略炒,倒适量高汤略煮。③下茼蒿,加盐,炖煮至茼蒿软烂、汤汁将尽时用淀粉勾芡,淋上香油即可。

营养功效: 茼蒿搭配香菇,有疏肝通气的作用。

茴香包子

原料: 面粉 300 克,猪肉馅、茴香各 150 克,酵母、盐各适量。

做法: ①面粉放入适量酵母,放温水,揉匀,放温暖处待面团饧发。②茴香洗净,切末,放入肉馅、盐,拌匀。③将发好的面揉好,擀成圆皮,包馅,捏成包子。④将包子放入蒸屉中,蒸熟即可。

营养功效: 茴香健胃理气的效果不错。

茴香鸡蛋饼

原料: 面粉 100 克,茴香 150 克,鸡蛋 1 个,盐适量。

做法: ①茴香洗净,切末,放入碗中,磕入鸡蛋,加盐搅匀。②倒入面粉,加水,调成面糊,拌匀。③油锅烧热,倒入面糊,烙熟盛出切块即可。

营养功效: 茴香鸡蛋饼有温中散寒、理气止痛的功效。

茴香味道较重,有的孩子不喜欢,可提前焯水,以降低茴香味。

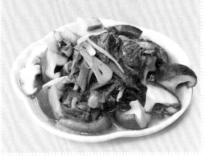

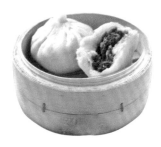

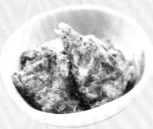

适合脾胃气机不调型孩子的食疗方

陈皮粥

☺ 3岁以上

原料： 陈皮 10 克，枸杞子 5 克，大米 80 克。

做法： ①大米淘洗干净，浸泡 30 分钟。②陈皮洗净，切碎；枸杞子洗净。③锅中放入大米、陈皮、水，大火煮沸，转小火继续熬煮。④煮至粥熟时，倒入枸杞子略微熬煮即可。

营养功效： 陈皮的主要作用是行脾胃之气。

佛手百合汤

☺ 3岁以上

原料： 佛手 10 克，鲜百合 10 克，红枣、冰糖各适量。

做法： ①红枣、佛手洗净；百合洗净，掰瓣。②锅中放入佛手、红枣、百合与水，大火煮沸，小火煎 10 分钟，加适量冰糖调味即可。

营养功效： 此汤具有疏肝健脾的功效。

橘皮红枣饮

☺ 3岁以上

原料： 鲜橘皮 10 克，红枣 5 颗，白糖适量。

做法： ①鲜橘皮洗净，切丝；红枣洗净。②将准备好的材料都放到砂锅中，加适量清水，大火煮沸，转小火煮 15 分钟，加白糖调味即可。

营养功效： 此饮能够疏通脾胃之气，让孩子胃感到舒服。

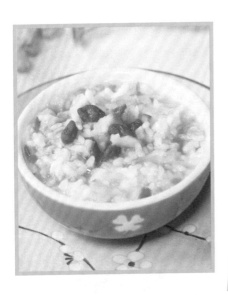

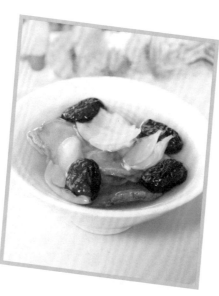

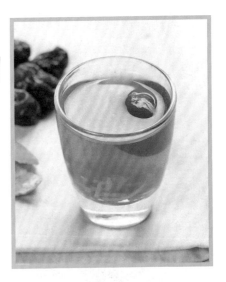

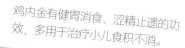
鸡内金有健胃消食、涩精止遗的功效，多用于治疗小儿食积不消。

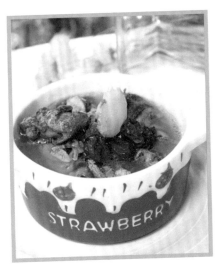

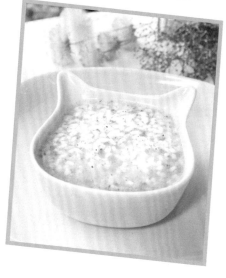

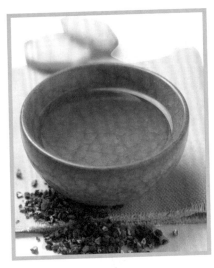

三七红枣炖乌鸡

◎ 3 岁以上

原料： 乌鸡块 200 克，三七 7 克，红枣、姜片、盐各适量。

做法： ①乌鸡块洗净，放入开水中余烫。②红枣、三七分别洗净。③砂锅中放入全部食材，加水，大火煮沸，转小火煮至食材全熟，加盐调味即可。

营养功效： 三七可改善因瘀血结聚导致的胃脘疼痛。

鸡内金粥

◎ 3 岁以上

原料： 鸡内金粉 10 克，大米 60 克，白糖适量。

做法： ①大米洗净，浸泡 30 分钟。②锅中放入大米、水，大火煮沸，转小火继续熬煮。③待粥煮熟时，放入鸡内金粉略煮，放白糖调味即可。

营养功效： 鸡内金具有消食化积、健运脾胃的功效。

砂仁水

◎ 3 岁以上

原料： 砂仁 5 克，白胡椒粉 3 克，姜片适量。

做法： ①砂仁洗净。②锅中放入砂仁、白胡椒粉、姜片，加水，大火煮沸，转小火煮 10 分钟，过滤饮用即可。

营养功效： 砂仁水能够让孩子的胃更加舒服。

黄花鱼炖茄子

☺ 1 岁以上

原料： 黄花鱼 1 条，茄子 50 克，葱段、姜丝、豆瓣酱、盐各适量。

做法： ①黄花鱼处理干净；茄子洗净，切条。②油锅烧热，放入葱段、姜丝炝锅，放入豆瓣酱翻炒，加水、茄子和黄花鱼，炖至食材熟透，加盐调味即可。

营养功效： 此菜能够增强孩子食欲，起到补气开胃的作用。

炖香蕉

☺ 6 个月以上

原料： 香蕉 1 根，冰糖适量。

做法： ①香蕉去皮，切块。②锅中放入香蕉、冰糖，加水煮熟即可。

营养功效： 香蕉搭配冰糖能够有效改善孩子便秘症状。

麦芽大米粥

☺ 2 岁以上

原料： 麦芽 30 克，大米 80 克。

做法： ①大米淘洗干净，浸泡 30 分钟。②麦芽洗净，放入锅中，加水煎煮。③锅中放入大米，大火煮沸，转小火继续熬煮至大米熟烂即可。

营养功效： 麦芽具有消食、和中下气的功效。

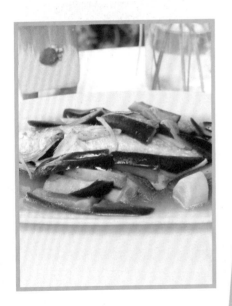

脾胃不好、怕凉的孩子可以炖香蕉吃。

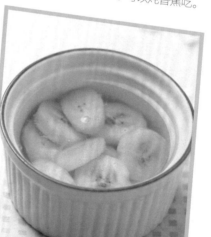

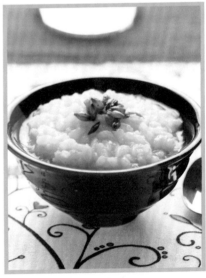

青皮能促进消化液的分泌和排除肠内积气。

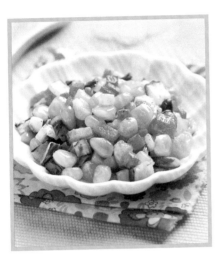

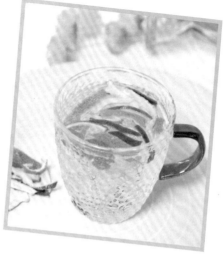

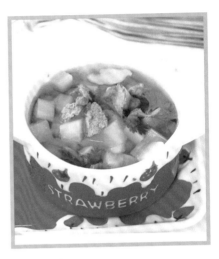

五彩玉米

😊 1 岁半以上

原料：玉米粒 100 克，黄瓜 100 克，胡萝卜 50 克，松子仁 20 克，盐适量。

做法：①胡萝卜、黄瓜洗净，切丁；玉米粒、松子仁洗净，备用。②锅中加油烧热，放入备好的胡萝卜丁、松子仁、玉米粒、黄瓜丁，翻匀炒熟后，加盐调味即可。

营养功效：玉米富含膳食纤维和维生素，可调理肠胃助消化。

青皮陈皮茶

😊 3 岁以上

原料：青皮 3 克，陈皮 5 克。

做法：①青皮、陈皮洗净。②杯中放入青皮、陈皮，倒入开水冲泡，加盖闷 5 分钟饮用即可。

营养功效：青皮具有消积化滞、疏肝破气的功效。

白萝卜炖羊肉

😊 1 岁半以上

原料：羊肉丁 100 克，豌豆 20 克，白萝卜 50 克，姜片、盐、香菜叶、醋各适量。

做法：①白萝卜洗净，去皮切成丁；豌豆洗净，备用。②将萝卜丁、羊肉丁、豌豆放入锅内，加入适量清水大火烧开。③放入姜片改用小火炖至肉熟烂，加入盐、醋和香菜叶调味即可。

营养功效：此菜具有温中开胃、补脾益心的功效。

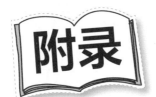

四季养脾胃

春

春季在五行中属木，是万物生长的季节，此时孩子的身体代谢旺盛。而肝在五行中也属木，因而春气通肝，春天要以养肝为先，倘若肝脏气血不足，疏泄无度，就会"知肝传脾"，也就是会影响到脾脏。因此，春季以养肝补脾为主。

春季并不适合多吃酸味的食物，会让肝气旺，这相当于给燃烧的"肝火"添了一把"柴火"，这样就会让脾遭殃，因此春季应少给孩子吃酸味食物。

春季可适当增加甘味食物的食用量，即天然的、带着丝丝甘甜的食物，比如山药、南瓜、红枣等，而不是糖果、饮料等加了大量甜味剂、糖的零食。

夏

夏季暑热多雨，长夏应于脾，暑热易与湿邪相合，侵犯脾胃，导致脾胃湿热，多发肠道疾患。孩子在夏季发生腹泻的情况远高于其他季节，其实这就是脾胃受到伤害的表现。

夏季不适合吃寒性，甚至口感冰凉的食物消暑降温，否则容易让孩子体内产生寒湿之邪，进而导致脾胃虚寒；也不适合吃油炸、烧烤等食物，因这些食物较油腻，不易消化，会让本来脆弱的脾胃功能更不佳。

夏季可以吃些有清热利湿作用的食物，如绿豆、薏米、红豆、荷叶、山药、百合、莲子等，也可以吃些苦瓜、黄瓜、冬瓜等。

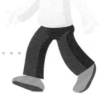

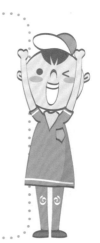

秋

秋季天气转凉，孩子的食欲好转，很多家长开始大量给孩子进补，希望把夏季因食欲不佳失去的营养补回来，但这样的结果是使脾胃的负担骤然增加，肠胃功能自然会受影响。秋季主燥，内应于肺，肺与脾胃同主气，因此秋季滋阴润燥是护脾胃的好办法。

初秋时节，暑湿还没有散去，脾胃功能还没有恢复，因而需要给脾胃一个适应的过程，此时适合吃小米、南瓜、瘦肉、豆类等既能够调理脾胃，又能够补养气血的食物。待天气转凉，脾胃也调整过来之后，可再吃一些核桃、梨、芝麻、莲子等食物补养脾胃。

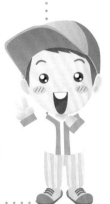

冬

冬季因为天气寒冷，内应于肾，寒凉伤肾而累及脾胃，所以冬季是胃病容易复发的季节，此时养肾护胃防寒气是重要的护脾胃方式。

冬季孩子的食谱中应减少冷、黏、腻的食物，如年糕、糯米糕、甜甜圈等。

冬季适合吃一些温热熟软的食物，如香菇、小米、牛肉、红枣、羊肉等，这些食物不仅养肾、补脾胃，还驱寒暖身，让孩子的身体在整个冬天都暖暖和和的。

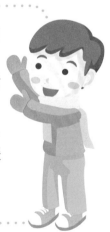

一天中的养脾胃时间表 ⏰

7:00 喝杯温开水
此时喝水可以湿润口腔、食管和胃黏膜，冲刷附于胃黏膜上的黏液和胆汁，促进胃肠蠕动，还可补充身体流失的水分，但不宜多，100毫升即可，以免冲淡胃液，影响食物消化。

7:30 吃早餐
经常不吃早餐引发胃病、十二指肠溃疡的概率高达36%，还容易导致低血糖、记忆力下降，增加胆结石的患病风险。一份好的早餐应当包括谷类、奶类、肉类、豆制品、水果和蔬菜。

10:00 起身走一走
孩子可以做一些简单的身体放松运动，有助于早餐的消化，顺便吃点水果或喝点水，促进血液循环和代谢废物排出。

11:30 午餐补充蛋白质
午餐应该注重补充优质蛋白质，可以吃些瘦肉、鱼类、豆制品。饱餐后不要立即坐卧、下蹲或弯腰，以免导致胃食管反流，也不宜剧烈运动，以免引起胃下垂或腹部痉挛。

13:00 午休助消化
孩子应睡个午觉，只要半个小时就可以，不仅能让大脑得到休息，还有助于促进午餐的消化吸收。

17:30 晚餐宜清淡
进食量以七分饱为好，注意补充杂粮和蔬菜。如果进食大量高脂肪、高热量的食物，会导致消化不良，影响孩子晚上的睡眠质量。

19:00 散步
晚饭后不要躺着或久坐，可以散散步。由于胃靠近腹壁，只有少量肌肉和脂肪包裹在外围，很容易受凉，所以要做好保暖措施，尤其是脾胃较娇嫩的孩子。